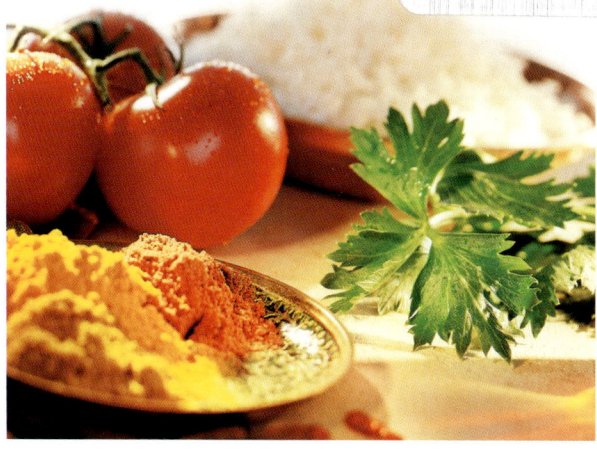

NICKY SITARAM SABNIS
GABRIELE KÜHN-SABNIS

Sanft abnehmen
mit Ayurveda

➤ Endlich Wunschfigur ohne Kalorienzählen

➤ Entschlacken, entgiften, sich wohl fühlen

➤ Köstliche Rezepte – einfach und schnell

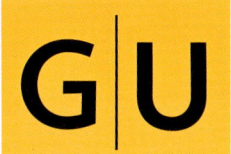

Inhalt

Ein Wort zuvor 5

Ayurveda – die indische Heilkunst 7

Die Philosophie des Ayurveda 8

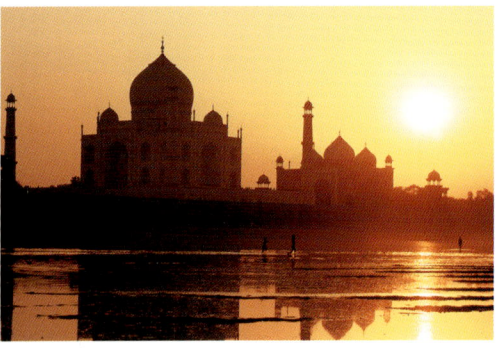

Gesundheit und Krankheit 8
Der Reigen der fünf Elemente 9
Doshas – die drei Lebens-
energien 11
  Vata 12
  Pitta 13
  Kapha 14
Test: Welcher Konstitutionstyp
sind Sie? 15
Die Balance finden 19
Von Agni und Ama 20

Wie entsteht Übergewicht? 22

Ihr persönliches Wohlfühl-
gewicht 22
Ernährungsgewohnheiten 22
Doshas und Übergewicht 23
  Übergewicht als Folge einer
  Kapha-Störung 23
  Übergewicht bei Vata-
  Konstitution 25
  Übergewicht bei Pitta-
  Konstitution 25

Ayurveda-Ernährung 26

Auf den Geschmack kommt
es an 26
Die Doshas geschmackvoll
ausgleichen 31

PRAXIS

Schritt für Schritt abnehmen 33

Allgemeine Ernährungs-regeln 34

Frisch zubereiten 34
Gekocht oder roh? 35
Wie viel essen? 35
Wie viel trinken? 36
Bewusst zubereiten und essen 36

Ernährungsregeln bei Übergewicht 37

Tages- und Jahreszeit
beachten 37
Würzen ohne Grenzen 37
Alle Geschmacksrichtungen! 38
Raffiniert ausgleichen 38
Nahrungsmittel für jeden
Konstitutionstyp 39

So beginnen Sie 44

Hungergefühl erkennen 44

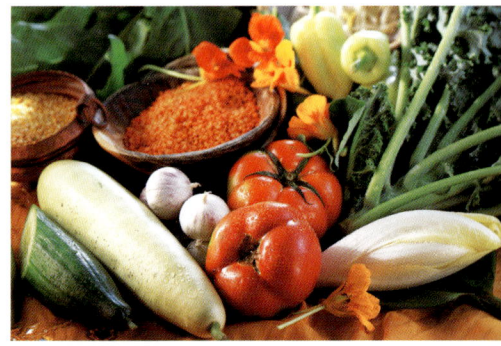

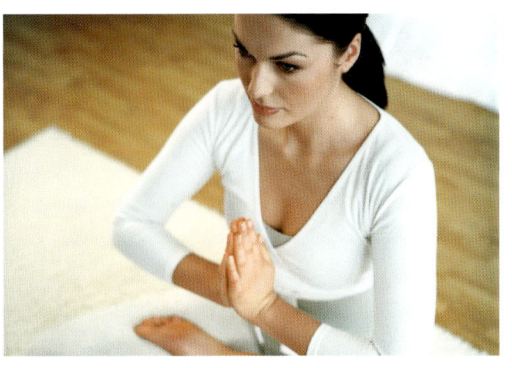

Langsam essen, gut kauen   45
Agni stärken, Ama lösen   45
  Trinken hält gesund   46
  Heißwasser-Trinkkur   46
  Die Verdauung in Schwung
  bringen   47
  Fasten   48
Entschlacken Sie!   49

**Das Ayurveda-
Gesundheitsprogramm**   53

Dem Körper Gutes tun   54
Bewegen Sie sich   54
Gehen Sie in die Sauna   55
Massage   55

Yoga   58
Körperstellungen – Asanas   58
Atemübungen – Pranayama   68
Mantren   71
Meditation   71

Mit allen Sinnen abnehmen   73

Im Rhythmus der Zeit   75
Die Dosha-Uhr   75
Der Jahreszeitenzyklus   77
Die zehn goldenen Regeln
zum Abnehmen mit
Ayurveda   79

Rezepte zum Abnehmen   81

Vorbereitung   82
Kleine Gewürzkunde   82

**Rezepte für die Ent-
schlackungswoche**   87

Getränke   90

Frühstücksgerichte   92

Mittagsgerichte   95
Gemüse- und Tofugerichte   95
Fleisch- und Fischgerichte   104

Abendgerichte   107

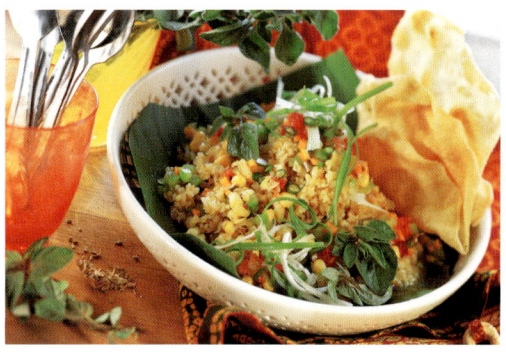

Dazu und zwischendurch   112
Salate   112
Beilagen   114
Chutneys und Pickles   117
Desserts und Snacks   120

Zum Nachschlagen   124
Bücher, die weiterhelfen   124
Adressen, die weiterhelfen   124
Ayurveda-Versandhandel   124
Register   125
Impressum   128

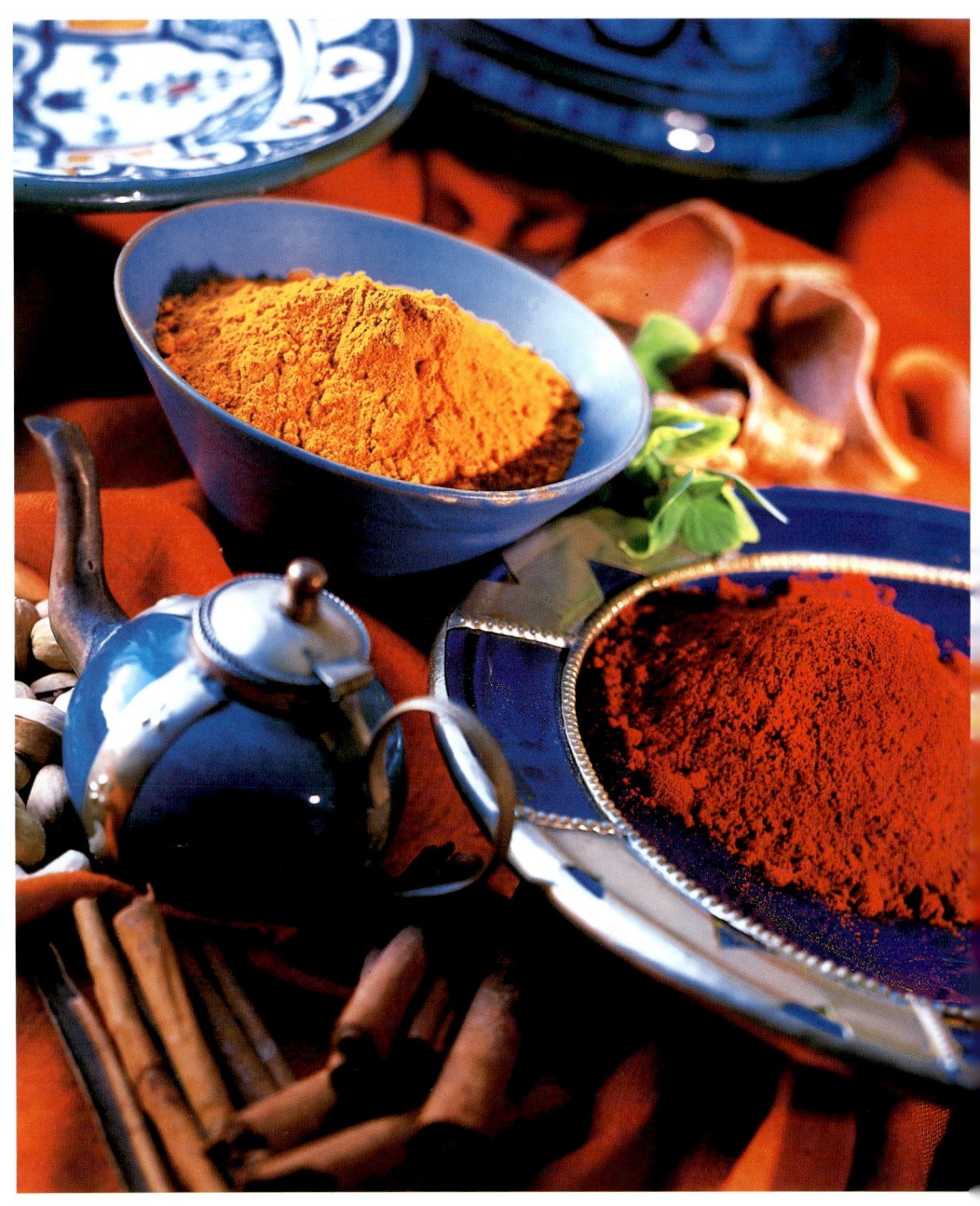

Ein Wort zuvor

Über das Abnehmen ist schon so viel propagiert und geschrieben worden. Eine Unzahl von Diäten wurde erfunden. Möglicherweise haben Sie auch die eine oder andere schon ausprobiert. Und haben Sie nicht anschließend schnell wieder die verlorenen Pfunde zugelegt? Waren Sie dann nicht nur mit Ihrer Figur, sondern auch mit Ihrer Selbstdisziplin unzufrieden?

Vielleicht wollen Sie jetzt nicht mehr hungern und jede Kalorie zählen, sondern natürlich, gesund und vor allem dauerhaft abnehmen! Ayurveda – die indische Lebensweise – bietet Ihnen einen Weg an, Gesundheit, Wohlbefinden und Ausgeglichenheit zu erreichen und »außen und innen« wieder in Einklang zu bringen. Es lehrt, wie unser Wohlergehen mit den Naturkräften, den Rhythmen von Tag und Jahr und insbesondere mit der Ernährungsweise in Zusammenhang steht. Gehen Sie den sanften Weg des Ayurveda und Ihr Gewicht wird sich fast nebenbei reduzieren.

Eine gute Nachricht: Im Ayurveda gibt es kein Normal- oder Idealgewicht im Sinne der westlichen Medizin und auch nicht »die« richtige Ernährung. Nicht durch Hungern erreichen wir eine Gewichtsreduktion, sondern – erstaunlicherweise – durch Essen. Die Ihnen angemessene Ernährungsweise ergibt sich aus drei wesentlichen Faktoren: Ihrer persönlichen Grundkonstitution, Ihrer Lebenssituation und Ihrer gesundheitlichen Verfassung.

In diesem Buch erhalten Sie Schritt für Schritt genaue Anleitungen, wie Sie Ihr Gewichtsproblem lösen können. Wir erklären Ihnen, wie Sie Ihre Ernährungsweise umstellen und welche Nahrungsmittel Sie bevorzugt essen sollen. Wir zeigen Ihnen, wie Sie Ihren Körper entschlacken, wie Sie Stoffwechsel und Verdauung anregen. Zahlreiche Atem- und Yogaübungen unterstützen Sie dabei.

Es war unser Wunsch, Ihnen die Ayurveda-Ernährungsweise leicht verständlich und schmackhaft zu machen. Wir wünschen uns nun von Ihnen, dass Sie sich auf eine ganz neue Art des Kochens einlassen. Probieren Sie die vielen Rezepte, und experimentieren Sie spielerisch mit Gewürzen und Geschmacksrichtungen. Als Belohnung winkt Ihr persönliches Wohlfühlgewicht!

Nicky Sitaram Sabnis
Gabriele Kühn-Sabnis

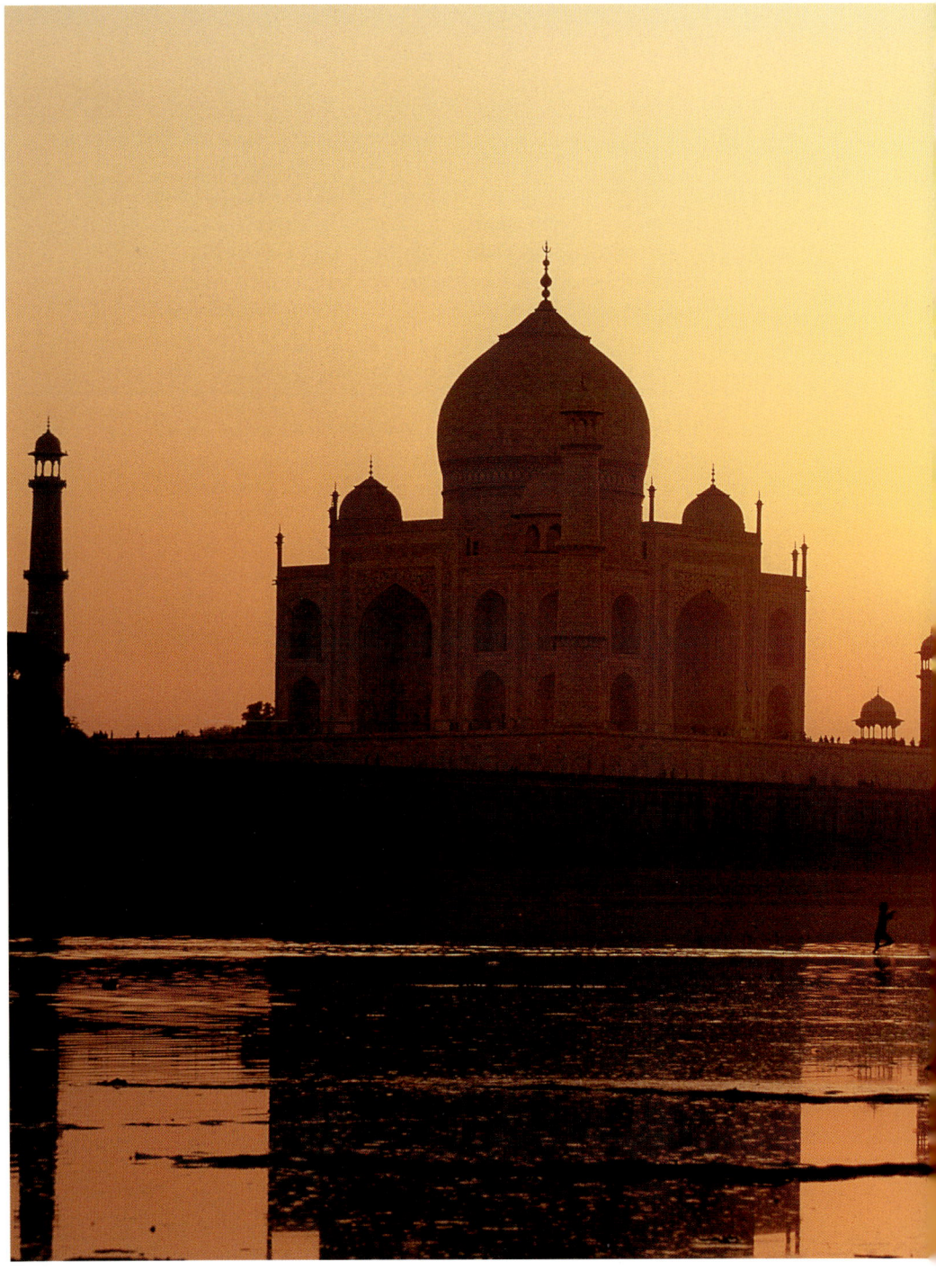

Ayurveda – die indische Heilkunst

Krankheit, Befindlichkeits-
störungen und nicht zuletzt
Übergewicht – in der jahrtau-
sendealten Lehre des Ayurveda liegen die Gründe hierfür in
einer Disharmonie von Körper
und Seele. Mit Ayurveda wird
es Ihnen gelingen, sich wieder
ins Gleichgewicht zu bringen.
Dabei hat die Ernährung eine
entscheidende Bedeutung.
Lassen Sie uns Ihre natürlichen
Ernährungsbedürfnisse wieder
entdecken! Fast nebenbei werden Sie überflüssige Pfunde
verlieren und sich außerdem
wohler fühlen.

Die Philosophie des Ayurveda

Abnehmen mit Ayurveda – das heißt vor allem, dass Sie Ihre Ernährung umstellen. Ein paar grundlegende Dinge sollten Sie wissen, damit Sie die richtigen Nahrungsmittel und die richtige Zubereitung auswählen können. Beginnen Sie also nicht gleich, die verlockenden Rezepte nachzukochen, sondern nehmen Sie sich erst einmal ein bisschen Zeit, die Philosophie, die hinter Ayurveda steht, zu verstehen. Lassen Sie uns gemeinsam auf Entdeckungsreise gehen.

Gesundheit und Krankheit

Die Natur wird belebt und gesteuert von universellen schöpferischen Energien. Der Mensch als Teil der Schöpfung ist eingebunden in die Gesetzmäßigkeiten der Natur. Ayurveda zeigt uns, wie wir mit der Welt verbunden sind und die Welt mit uns.

Der Schlüssel zum Verständnis der Zusammenhänge von Gesundheit und Krankheit ist die Aufrechterhaltung oder Wiedererlangung des persönlichen Gleichgewichts. Wir sind und bleiben gesund, wenn wir ein Gleichgewicht schaffen zwischen uns und den äußeren Einflüssen. Dazu gehören die persönliche und gesundheitliche Verfassung, Tages- und Jahreszeiten, Klima, Wohnort, Arbeitsbedingungen, soziale Beziehungen und nicht zuletzt die Nahrungsmittel.

Gesundheit heißt Gleichgewicht

Gelehrte und ayurvedische Ärzte haben über die Jahrhunderte hinweg ein umfassendes Wissen über Gesundheitsvorsorge, über die Erkennung und Heilung von Krankheiten sowie über die richtige Ernährungsweise erworben. Ungeachtet aller geschichtlichen Entwicklungen blieb Ayurveda bis heute das traditionelle Medizinsystem der indischen Bevölkerung. In indischen Familien ist das Wissen über die richtige Lebensweise, die geeigneten Nahrungsmittel, Kräuter und Gewürze nach wie vor lebendig und dient der natürlichen Gesundheitsvorsorge.

Die Menschen im Westen interessieren sich zunehmend für die altindischen Lehren und ihren ganzheitlichen Denkansatz. So ist das ayurvedische Wissen heute jedem zugänglich geworden – und es gewinnt ständig neue Freunde und Anhänger.

Der Reigen der fünf Elemente

Der Schöpfungsreigen Grundlage der ayurvedischen Philosophie ist die Lehre von den fünf Elementen Äther, Luft, Feuer, Wasser und Erde. Aus ihnen ist die gesamte Schöpfung hervorgegangen – und auch wir. Prana, die Ur-Lebensenergie und das Element Äther haben den Schöpfungsreigen begonnen. Danach entstanden Luft, Feuer, Wasser und Erde. Die Elemente sind als Grundkräfte in jedem Menschen und in allen Tieren und Pflanzen vorhanden. Die Elemente kann man mit Eigenschaften beschreiben:

- Äther ist formlos, unsichtbar, durchdringend.
- Luft ist leicht, trocken, beweglich, kalt, rau, fein, subtil, klar.
- Feuer ist heiß, scharf, klar, subtil.
- Wasser ist kalt, stabil, flüssig, feucht, weich, glatt, ölig.
- Erde ist schwer, fest, träge, kalt, statisch, langsam, hart, grob.

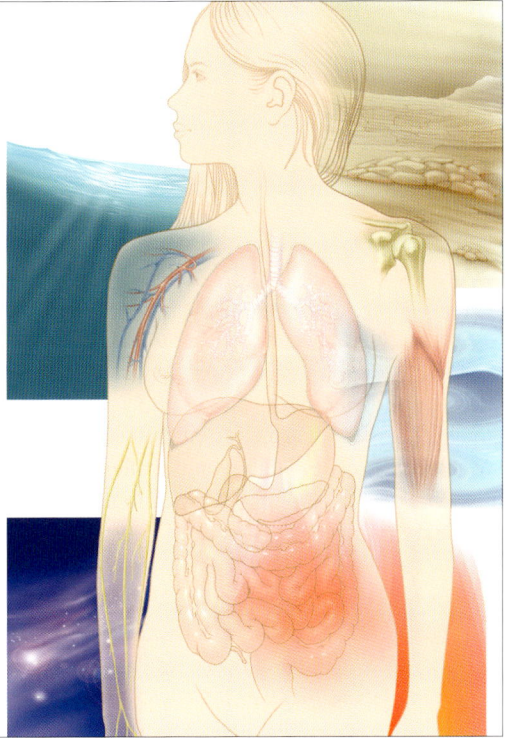

Die fünf Elemente bauen die gesamte Schöpfung auf. Auch im menschlichen Körper sind sie vertreten. Jedem Element sind dabei bestimmte Strukturen und Funktionen zugeordnet. So manifestiert sich das Element Erde in Knochen, Haaren, Zähnen und Nägeln, Wasser im Blutkreislauf, Feuer im Stoffwechsel und in der Verdauung, Luft in Atmung und Bewegung sowie Äther im Nervensystem.

Bei jedem Menschen sind die Elemente anders verteilt. Der eine hat mehr »luftige«, der andere mehr »feurige« oder »erdige« Eigenschaften. Diese individuelle Verteilung der Elemente prägt den Menschen auf allen Ebenen des Seins: Sie zeigt sich im äußeren Erscheinungsbild, in den körperlichen Merkmalen und Funktionen, in unseren Fähigkeiten, in unseren Gefühlen und Gedanken sowie in unserem Verhalten. So fügt sich das Muster zu einer unverwechselbaren Persönlichkeit zusammen. Diese Grundveranlagung eines jeden Menschen in körperlicher, seelischer und geistiger Hinsicht wird im Ayurveda Prakruti genannt. Prakruti ist unsere einzigartige, individuelle Konstitution. Sie ist von Geburt an mitgegeben und ändert sich im Lauf des Lebens nicht oder nur wenig. Das Geburtshoroskop beispielsweise gibt Aufschluss, wie die Elemente in einer Persönlichkeit verteilt sind. Denn die Sternzeichen des Tierkreises und die Planeten werden ebenfalls den Elementen zugeordnet. Das Horoskop wird daher von ayurvedischen Ärzten oft zur Diagnostik mit einbezogen.

Prakruti, unsere individuelle Konstitution

> **WICHTIG**
>
> Für Ayurveda befinden wir uns im Zustand von Gesundheit und Ausgeglichenheit, wenn wir unsere natürlichen Anlagen entsprechend unserer individuellen Konstitution ausdrücken. Denn dann leben wir im Einklang mit unserer persönlichen Natur.

Wie hängen nun die Elemente mit dem Körpergewicht zusammen? Jedes Element kann sich im Körper ansammeln, aber auch vermindern. Waren Sie von Kindheit an eher pummelig, sind bei Ihnen die Elemente Wasser und Erde im Körper stärker ausgeprägt. Schwere, fette und süße Speisen enthalten viel »Substanz«, sie werden dem Element Erde zugeordnet und begünstigen eine Gewichtszunahme. Leichte scharfe Gerichte enthalten die Elemente Luft und Feuer, sie helfen, Gewicht zu verlieren. So tragen wir durch die Ernährungsweise dazu bei, ob die Elemente – und das Körpergewicht – zu- oder abnehmen. Ayurveda sieht in der Ernährungsweise eine der wichtigsten und gleichzeitig einfachsten Möglichkeiten, den Anteil der Elemente zu steuern, um das individuelle Gleichgewicht aufrechtzuerhalten. Wenn Sie wissen, welche Nahrungsmittel und Elemente zueinander gehören, finden Sie ganz einfach die für Sie geeignete Ernährung heraus. Dann können Sie auch erfolgreich abnehmen.

Doshas – die drei Lebensenergien

Vata, Pitta und Kapha

Wie Sie sich vorstellen können, zirkulieren die Elemente nicht plan- oder ziellos durch den Körper. Sie sind gesteuert von der uns allen innewohnenden Lebensenergie Prana. Sie erlischt erst mit unserem Tod. Im Ayurveda werden die fünf Elemente zu drei vitalen Grundkräften gebündelt. Sie tragen die Namen Vata, Pitta und Kapha und werden auch als die drei Doshas bezeichnet. Jeweils zwei Elemente bilden ein Dosha:

- Vata: Äther und Luft
- Pitta: Feuer und Wasser
- Kapha: Wasser und Erde

Diese drei Kräfte steuern sämtliche Abläufe in Körper und Geist. Jedes Dosha hat eigene Aufgaben. Sie ergänzen sich perfekt in ihrem Zusammenspiel und sorgen für das individuelle Gleichgewicht.

Alles, was im Körper mit Bewegung zu tun hat, untersteht Vata. Aufgaben, die mit Umwandlungsprozessen einhergehen, gehören zu Pitta. Alles, was den Körper formt und stabil erhält, wird Kapha zugeordnet. Jedes Dosha ist in jedem Körperteil, Organ, Gewebe und in jeder Zelle präsent, wenn auch in unterschiedlicher Gewichtung. Das Verteilungsmuster der Doshas ist individuell verschieden und macht den Konstitutionstyp eines Menschen aus.

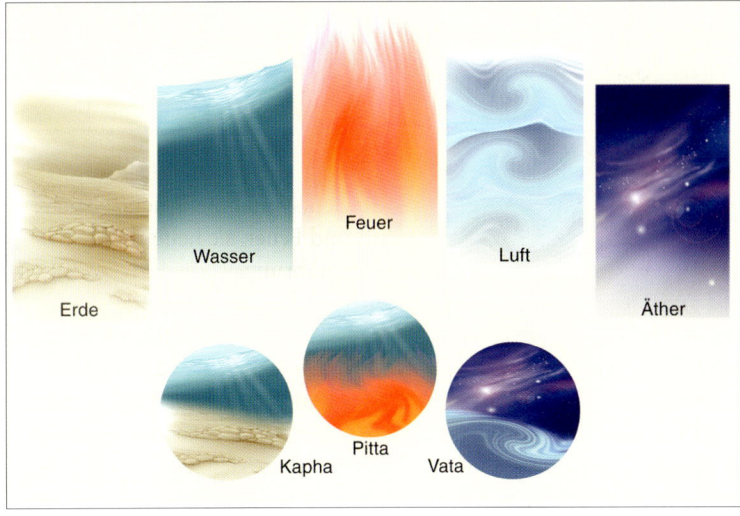

Die drei Doshas Vata, Pitta und Kapha werden aus jeweils zwei der fünf Elemente Erde, Wasser, Luft, Feuer und Äther gebildet.

Vata, das Prinzip der Bewegung

Abgeleitet von den Elementen Äther und Luft hat Vata die Eigenschaften beweglich, leicht, flink, trocken, kalt, rau, durchdringend, subtil, fein. In der Natur steht der Wind für die Vata-Energie. Im Körper zirkuliert Vata in allen Hohlräumen, insbesondere im Verdauungstrakt, und bewirkt die Weiterbewegung des Darminhalts. Vata ist für alle körperlichen und geistigen Abläufe verantwortlich, die mit Bewegungen zu tun haben. Ausscheidungen, Ein- und Ausatmung, Körperbewegungen, die schnellen Impulse der Nerven, der Blutkreislauf, das Sprechen und die Denkprozesse werden von Vata gesteuert. Vata zeigt sich in diesen Merkmalen:

Vata-Menschen sind schlank und viel in Bewegung.

● Vata im Organismus: schlank, schmale Statur, feingliedrig; Haut dünn, trocken, kühl; Trockenheit im Darm, Neigung zu Verstopfung und Blähungen; flinke, rasche Bewegungen, schnelle Sprechweise, Appetit wechselhaft; schlechtes Gedächtnis, große Vergesslichkeit; leichter, oft unterbrochener Schlaf.

● Vata im Denken: liberal, geistreich, witzig, originell, sprunghaft, intuitiv, abwägend, oberflächlich.

● Vata im Fühlen: sprunghaft, kühl, freiheitlich, feinfühlig, unentschlossen, vage, unbestimmt, zurückhaltend.

● Vata im Handeln: fleißig, gewandt, rastlos, nervös, vermittelnd, höflich, taktvoll, spontan, eigenwillig.

Typische Vata-Sprüche sind:
● Sich regen bringt Segen.
● Morgenstund hat Gold im Mund.
● Wer die Wahl hat, hat die Qual.
● »sich aufreiben«
● »in der Luft hängen«

Pitta, das Prinzip der Umwandlung

Abgeleitet von den Elementen Feuer und Wasser hat Pitta folgende Eigenschaften: heiß, scharf, subtil, leicht, flüssig. Die Pitta-Energien entfalten verflüssigt in Form des sauren Magensaftes und der enzymreichen Dünndarmsäfte ihre Wirkung. Die Verdauung der Nahrung und die gesamten Stoffwechselabläufe unterstehen Pitta. Ebenso werden Körperwärme, Sehkraft, Intelligenz, Glanz und Geschmeidigkeit der Haut von Pitta gesteuert. Pitta-Menschen verfügen im Allgemeinen über eine gute Gesundheit, da ihre gute Verdauung die Stoffwechselvorgänge ankurbelt und die Abwehrkräfte stärkt. Sie haben sehr viel Energie und sind begeisterungsfähig. Das kann gelegentlich dazu führen, dass sie sich selbst überfordern.

Pitta-Menschen sind entschlossen und wagemutig.

● Pitta im Organismus: athletisch, kräftig, mittelgroß; frische Gesichtsfarbe; Neigung zu Sommersprossen, Leberflecken, Hautreizungen; gute Verdauung, Tendenz zu Durchfall; viel Schweißabsonderung; Appetit stark, manchmal sehr heftig; Gedächtnis scharf und klar.
● Pitta im Denken: scharfsinnig, schöpferisch, enthustiastisch, kraftvoll, ganzheitlich, optimistisch, weitblickend.
● Pitta im Fühlen: leidenschaftlich, großzügig, herzlich, offen, stolz, warmherzig, tolerant.
● Pitta im Handeln: selbstständig, ehrgeizig, impulsiv, risikofreudig, erfolgreich, entschlossen, weise.

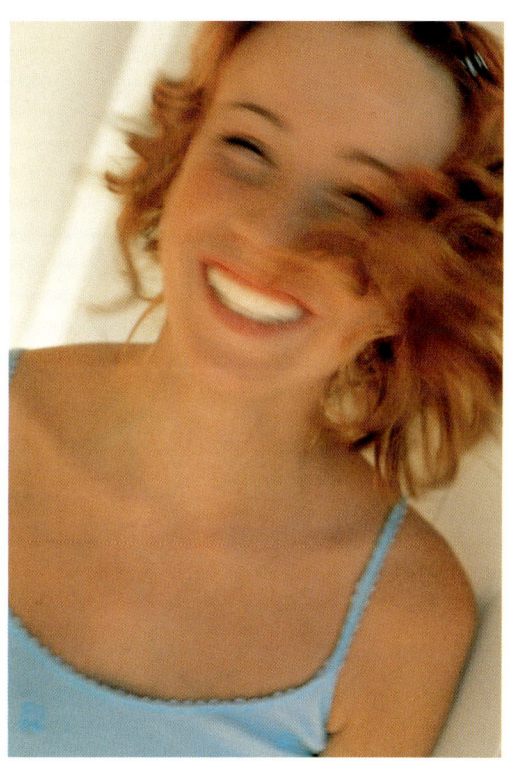

Typische Pitta-Sprüche sind:
● Wo ein Wille ist, da ist auch ein Weg.
● Frisch gewagt, ist halb gewonnen.
● Was du heute kannst besorgen, das verschiebe nicht auf morgen.
● Jeder ist seines Glückes Schmied.

Kapha, das Prinzip der Stabilität

Die Eigenschaften von Kapha leiten sich von den Elementen Erde und Wasser ab: stabil, fest, träge, schwer, feucht, kalt, weich, schleimig. Kapha ist für den Aufbau und die Erhaltung des Körpers zuständig. Auch für die Gewebe, insbesondere Muskel-, Fett- und Knochengewebe, Gelenkschmiere, Feuchtigkeit der Schleimhäute, Verflüssigung der Nahrung ist Kapha verantwortlich. Übergewicht ist ein Kapha-Thema!

● Kapha im Organismus: schwerer, fester Körper, Neigung zu Fettleibigkeit; gute, aber träge Verdauung; Appetit oft gering; langsame Sprechweise, tiefer und schwerer Schlaf; gutes Gedächtnis.

● Kapha im Denken: praktisch, beharrlich, gründlich, konzentriert, besonnen, vernünftig, methodisch.

● Kapha im Fühlen: anhänglich, treu, nüchtern, sachlich, empfindlich, eifersüchtig, naturverbunden.

● Kapha im Handeln: ausdauernd, strebsam, beständig, solide, geduldig, zuverlässig, hartnäckig.

Typische Kapha-Sprüche sind:

● Gut Ding will Weile haben.

● Kommt Zeit, kommt Rat.

● Erst die Arbeit, dann das Spiel.

● Essen und Trinken hält Leib und Seele zusammen.

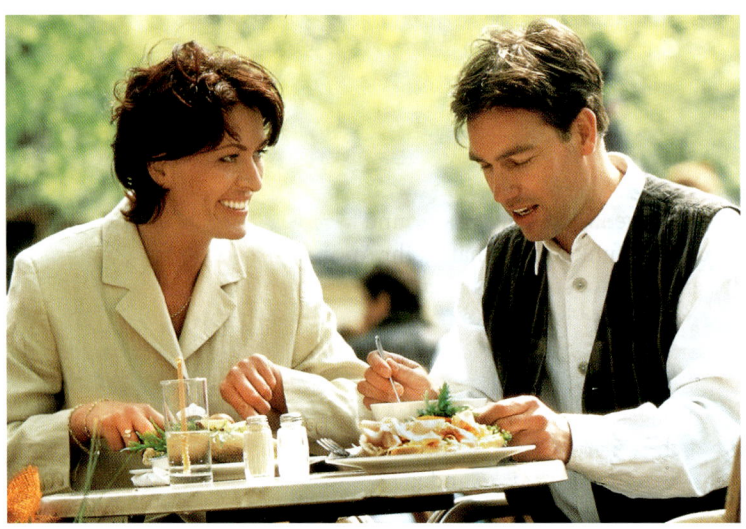

Kapha-Menschen lieben behagliches Essen.

Test: Welcher Konstitutionstyp sind Sie?

Haben Sie sich bei der Typisierung der Doshas wiedergefunden? Bitte bedenken Sie dabei, dass Ihre Persönlichkeit viel umfassender ist als die hier dargestellte Beschreibung. Es sind lediglich besonders deutliche Kennzeichen eines Konstitutionstyps, die Ihnen die persönliche Zuordnung erleichtern sollen.

Bei manchen Menschen dominiert ein Dosha besonders stark über die beiden anderen, so dass eine Wesensart stark überwiegt. Bestimmt hat sich dieses Dosha dann wie ein roter Faden durch Ihr Leben gezogen. Meist sind wir aber von zwei der drei Doshas deutlicher geprägt. Dann spricht man von einem Mischtyp, zum Beispiel die Kombination Kapha-Vata. Die Pitta-Kräfte wären in diesem Fall weniger ausgeprägt. Die ganz ausgeglichene Verteilung – mit gleich starken Anteilen von Vata, Pitta und Kapha – kommt sehr selten vor.

Die meisten Menschen sind Mischtypen

Somit ergeben sich die sieben Hauptkonstitutionen:

- Vata-Typ
- Pitta-Typ
- Kapha-Typ
- Vata-Pitta-Typ
- Vata-Kapha-Typ
- Pitta-Kapha-Typ
- Vata-Pitta-Kapha-Typ

Ein paar Beispiele sollen dies anschaulicher machen:

▶ *Kombination Vata-Kapha:* Ihr Körper könnte taillenabwärts stämmiger sein (Kapha), der Oberkörper aber zart (Vata). An manchen Stellen fühlt sich die Haut dick und kühl an (Kapha), Hände, Füße, Arme und Unterschenkel sind trocken und dünnhäutig (Vata). Sie haben eine friedliche ruhige Natur und lieben Häuslichkeit (Kapha), Ihre Verdauung funktioniert mäßig, Ihr Appetit ist wechselhaft (Vata). Bei dieser Mischkonstitution haben Sie, wenn Sie sich vernünftig ernähren, normalerweise keine Gewichtsprobleme.

▶ *Kombination Pitta-Kapha:* Sie sind eine aktive dynamische Natur (Pitta), sind praktisch und besonnen (Kapha), arbeiten gern (Kapha), aber manchmal pausenlos (Pitta), von Natur aus sind Sie ein wenig rundlich (Kapha). Bei Stress beruhigen Sie sich mit viel Naschereien. Infolge Ihrer Konstitution und Verzehr von Kapha steigernden Nahrungsmitteln kann es zu Gewichtsproblemen kommen.

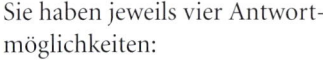 *Kombination Vata-Pitta:* Sie sind sehr schlank, klein oder groß (Vata), quellen über vor Ideen (Vata), managen und organisieren gerne (Pitta), überarbeiten sich (Pitta), sind originell und geistreich (Vata), haben »Charisma« (Pitta), verdauen rasch und neigen zu Durchfall (Pitta), bekommen spätabends wieder Hunger (Pitta). Übergewicht ist kein Thema für Sie.

Mit dem folgenden Fragebogen können Sie noch viel genauer Ihren Konstitutionstyp ermitteln. Er gibt Ihnen Aufschluss über Ihre Veranlagung und Ihr vorherrschendes Dosha beziehungsweise Ihre vorherrschenden Doshas.
Beantworten Sie bitte in jeder Spalte, was Ihre Persönlichkeit und Ihr Verhalten am ehesten beschreibt und für die meiste Zeit in Ihrem Leben zutreffend war.

Testen Sie sich selbst

Vata-Pitta-Menschen sind energiegeladen und quirlig.

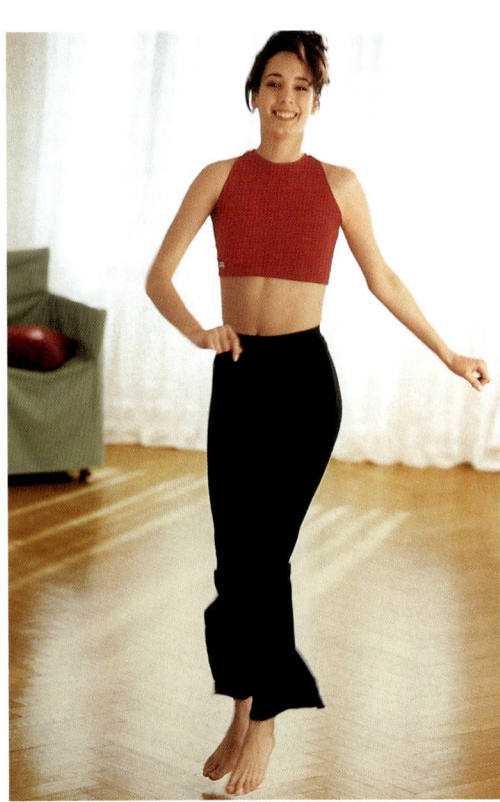

Sie haben jeweils vier Antwortmöglichkeiten:
● 3 Punkte = trifft immer zu
● 2 Punkte = trifft meist zu
● 1 Punkt = trifft manchmal zu
● 0 Punkte = trifft gar nicht zu
Zählen Sie am Schluss die Punkte für Vata, Pitta und Kapha getrennt zusammen: Vata: ……
Pitta: ……   Kapha: ……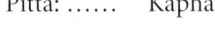

Auswertung:
Wenn ein einzelnes Dosha eine hohe Punktzahl aufweist und die beiden anderen erheblich weniger, sind Sie hauptsächlich von einem Dosha geprägt. Liegen die Punktwerte von zwei Doshas nahe aneinander und sind es beim dritten Dosha weit weniger Punkte, sind Sie ein Mischtyp. Das kommt am häufigsten vor. Bei einer ungefähr gleichen Verteilung der Punktwerte sind Sie ein Tridosha-Typ. Dieser kommt sehr selten vor.

KONSTITUTIONSTEST

MERKMAL	VATA		PITTA		KAPHA	
Gestalt als Kind	schlank, dünn	*3*	mittel, kräftig	*0*	Babyspeck, (etwas) pummelig	*0*
Körperbau	leicht, zierlich	*2*	mittelschwer, athletisch	*2*	rundlich, schwer, untersetzt	*0*
Haut	trocken, dünn, rau, bräunlich	*1*	hell, leicht ölig, Neigung zu Sommersprossen, Leberflecken	*2*	geschmeidig, dick, wird leicht braun	*0*
Haare	fein, dunkel, trocken		blond, rötlich, schnell ergrauend	*3*	dick, wellig, fettig, viel	*1*
Proportionen	ungleichmäßig	*3*	gut proportioniert	*1*	kräftiger Rumpf, starker Knochenbau	*0*
Hände, Füße	schmal, feingliedrig, sehnig, Gelenke locker, Adern deutlich	*2*	mittelgroß	*1*	kräftig, groß Gelenke fest	*0*
Bewegungen, Gang	rasch, leicht, locker	*0*	dynamisch, lebendig	*1*	langsam, gesetzt, schwer	*2*
Gewicht	Ich nehme leicht ab, schwer zu.	*0*	Ich kann leicht zu- oder abnehmen.	*1*	Ich nehme leicht zu, langsam ab.	*3*
Appetit	veränderlich, je nach Umständen	*0*	gut, oft stark. Ich muss regelmäßig essen.	*3*	gut oder gering. Ich kann Mahlzeiten ausfallen lassen.	*1*
Essgewohnheiten	kühle, leichte, trockene Speisen	*0*	scharf, heiß, würzig, ölig	*2*	kalt, schwer, deftig	*2*
Verdauung	wechselhaft, empfindlich, Blähungen, Stuhl hart/trocken	*2*	intensiv, Neigung zu Durchfall, 1- bis 2-mal pro Tag Stuhlgang	*0*	träge, langsam, regelmäßig, Stuhl schwer, dick	*1*
Schlaf	leichter Schlaf, Durchschlafstörung	*2*	Ich schlafe schwer ein, dann aber meist gut durch.	*0*	Schlaf tief und lang	*0*
Sprechweise	schnell, sprunghaft, gewandt	*0*	energisch, laut, hart, bestimmend	*2*	ruhig, fest, melodisch, unsicher	*2*
Gedächtnis	lernt und vergisst schnell, schlechtes Langzeitgedächtnis	*3*	speichert gut, starkes Erinnerungsvermögen	*0*	langsames Auffassen, gutes Langzeitgedächtnis	*0*

KONSTITUTIONSTEST

MERKMAL	VATA		PITTA		KAPHA	
Reaktion auf Stress	nervös, ängstlich	0	angespannt, ärgerlich, frustriert	2	äußerlich ruhig, innerlich angestaut	2
Gesundheits-probleme	nervöse Störungen, Verdauungsprobleme, Schmerzen, Unbehagen, Rückzugsverhalten	2	Fieber, Ausschläge, Ekzeme, Sodbrennen, Übersäuerung Entzündungen, Wut, Zorn	2	Erkältungen, Verschleimung, Lymphstau, Sklerosen, Bedrücktheit	2
Geist	umherschweifend, aktiv, ideenreich, unstet	2	scharfer Verstand, weitsichtig, planend, zielgerichtet	1	beständig, ruhig, gründlich, tief, langsam	0
Sinne	geräusch- und berührungsempfindlich, gutes Gehör	3	scharfer Sehsinn, Adleraugen, starke Beobachtungsgabe	0	sinnlich, Geruch, Geschmack gut entwickelt. Ich mag leibliche Genüsse.	1
Arbeit	Ich mag keine Routine, möchte selbst einteilen.	3	Ich mag Planung, möchte Chef sein.	1	Ich mag gleichmäßige wiederkehrende Arbeitsabläufe.	0
Freizeit	Ich bin gesellig mit Freunden, aber auch gern allein.	2	Ich mag Aktivität: Konzerte, Partys, alles, wo was los ist.	0	Ich bin gerne zu Hause, mag Spielabende, essen gehen mit Freunden.	3
Sport	Ich bin gern aktiv, Sport je nach Laune, nicht extrem.	0	Ich mag sportliche Herausforderung, Extremsport.	0	Ich bin eher aus Vernunftgründen sportlich aktiv.	0
Entschlusskraft	Ich bin oft unentschlossen, lege mich nicht gern fest.	1	Ich entscheide schnell und impulsiv.	3	Ich zögere mit Entscheidungen, habe Angst vor Risiko, überlege reiflich.	0
Geld, Besitz	Ich hänge nicht an Besitz, teile gern.	2	Ich gebe Geld zweckbestimmt aus.	1	Gibt mir Sicherheit, ich kann Geld zusammenhalten.	0
Problemlösung	Ich schiebe Probleme gern vor mir her.	2	Ich gehe Probleme tatkräftig und kämpferisch an.	1	Ich ignoriere Probleme gern oder löse sie überlegt.	2
Ansehen und Erfolg	wechselnd, auf und ab, nicht lebenswichtig	1	ehrgeizig, leistungs- und erfolgsorientiert	0	wichtig, in Verbindung mit Tradition und Normen; Besitzstreben	1
Wichtige Lebensmotivation	(geistige) Freiheit, Neues erleben	2	gesteckte Ziele erreichen, Resultate sehen	1	Werte sammeln und erhalten, Leben in Sicherheit	2

36   29   24

Die Balance finden

Sie sind mit einem bestimmten körperlichen, geistigen und seelischen Potenzial auf die Welt gekommen. Das ist Ihr Prakruti, Ihre Grundkonstitution, die Ihr ganzes Leben prägt. Sie prägt Ihre unverwechselbare Identität. Und Ihr Körpergewicht. Darüber hinaus haben Erziehung, Lebenserfahrungen, gesundheitliche Verfassung, Ihr Denken und Fühlen aus Ihnen den Menschen gemacht, der Sie heute sind. Das Wissen um Ihre Konstitution zeigt Ihnen, was Sie im Lebensalltag oder für Ihre Gesundheit brauchen, was Ihnen gut oder weniger gut bekommt. Ein Mensch mit viel Vata-Anteil braucht – allgemein gesprochen – Bewegung, Unabhängigkeit und Veränderung. Pitta braucht Aktivität, Selbstbehauptung, Leitungsaufgaben. Kapha braucht Anforderungen, Sicherheit, ein Zuhause. Sie bleiben im Gleichgewicht, wenn Sie Ihre persönlichen Anlagen leben. Die Kunst ist, jedem Dosha das seine zu geben.

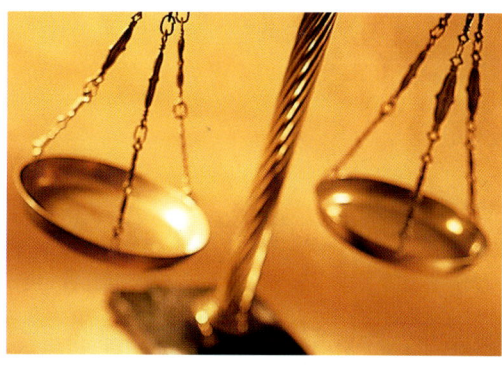

Bringen Sie die Doshas in Balance.

Leben Sie Ihre persönlichen Anlagen aus

Beispiel: Sie sind aufgrund Ihrer Konstitution ein Mischtyp aus Vata und Kapha. Sie sind lebendig und bewegungsfreudig, mögen Veränderungen (Vata), sind manchmal zögerlich und etwas träge, haben aber Geduld und Sanftmut (Kapha). Sie nehmen relativ schnell zu (Kapha), aber auch leicht wieder ab (Vata). Mit geringen Pitta-Anteilen sind Sie kein Durchsetzungstyp.

Da Sie viel Vata haben, neigen Sie möglicherweise dazu, dieses Dosha zu überreizen, zum Beispiel, wenn Sie nur noch auf Achse sind. Sie entziehen damit den anderen beiden Doshas zu viel Energie, geraten aus der Balance, können krank werden. Halten Sie Vata in Grenzen, und entlasten Sie es mit Ruhe, Entspannung und regelmäßigen Mahlzeiten. Sport, warme Speisen und Getränke stärken Pitta.

Ausgleichen und in Balance halten ...

... sind die »Zauberworte« bei Ayurveda. Diese Regel gilt auch für die Auswahl der richtigen Nahrungsmittel bei Gewichtsproblemen.

Von Agni und Ama

Das Wort Agni bedeutet Feuer, es ist auch das biologische »Feuer« in unserem Körper. Stellen Sie sich Agni als Hitzeenergie vor mit Eigenschaften wie heiß, scharf, brennend. Strahlende Augen, frische Gesichtsfarbe, warme glänzende Haut gehören ebenso zu Agni wie der saure, zersetzende Magensaft und die enzymreiche Verdauungsflüssigkeit im Dünndarm. Dort ist der Hauptsitz von Agni.

Stärken Sie Ihre Verdauungskraft Bestimmte Nahrungsmittel haben die Fähigkeit, Agni anzuheizen, wie zum Beispiel scharfe Gewürze. Ein eiskaltes Getränk während einer Mahlzeit bringt es zum Erlöschen. Neben der Ernährung beeinflussen Konstitution, Lebenssituation sowie Tages- und Jahreszeiten die Kraft von Agni. Agni brennt bei Vata unregelmäßig, bei Pitta stark und bei Kapha schwach.

> **WICHTIG**
> Ein starkes Verdauungsfeuer ist die Basis vollkommener Gesundheit. Es ist unentbehrlich für ein ausgeglichenes Zusammenspiel der Doshas und daher für das Wohlfühlgewicht von besonderer Bedeutung.

Haben Sie schon einige Diäten hinter sich? Dann kennen Sie bestimmt den berüchtigten Jo-Jo-Effekt: Nach jeder Diät nehmen Sie noch leichter zu und eine erneute Gewichtsabnahme wird immer schwieriger. Der Wechsel zwischen normaler Ernährung und Reduktionsdiäten kann nämlich die Doshas nachhaltig aus dem Gleichgewicht bringen. Agni, das Verdauungsfeuer, brennt auf Sparflamme. Dabei müsste es aber gestärkt werden, will man dem Übergewicht dauerhaft und erfolgreich zu Leibe rücken.

Essen, um abzunehmen Nicht Hungern und Fasten sind in diesem Fall das Mittel der Wahl, sondern Essen. Essen als Brennstoff für Agni ist notwendig, damit der Stoffwechsel wieder auf Touren kommt. Leichte, warme und scharfe Speisen sowie regelmäßige Mahlzeiten zu den richtigen Zeiten erleichtern Agni die Arbeit. Davon wird im Ernährungsteil noch ausführlich die Rede sein.

Bei Menschen, die zu viel wiegen, arbeitet Agni also gewöhnlich nicht ausreichend stark. Oft läuft die Verdauung langsam und unvollständig ab, so dass sich Schlacken, Schleim und Giftstoffe im Körper ansammeln und den Nährstofftransport in das Gewebe blockieren. Im Ayur-

Zeichen von Ama im Körper

- schlechte Verdauung
- schwacher Appetit
- Schweregefühle, Mattigkeit im Körper
- belegte Zunge (weißlicher Belag)
- unklare Schmerzzustände

Schlacken – die Ursache der meisten Krankheiten veda werden die Schlacken Ama genannt. Ama gilt als Ursache für die meisten Krankheiten. Aus ungenügend verdauter Nahrung entstehen Abfallprodukte. Auch »schlechtes« Cholesterin an den Gefäßwänden, Schleim in den Bronchien oder Nebenhöhlen, erhöhte Harnsäure im Blut sind Zeichen für Ama. Ayurveda spricht auch vom geistigen Ama, das sind zum Beispiel ungelöste Probleme, Ärger, Wut, Sorgen, Ängste.

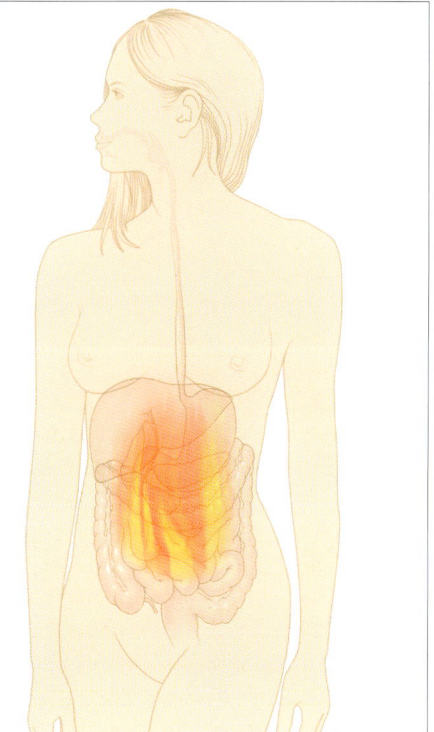

Nur wenn Agni, das Verdauungsfeuer, stark ist, können wir unser Normalgewicht halten. Bei kräftigem Agni arbeiten Stoffwechsel und Verdauung auf Hochtouren, der Nährstofftransport läuft reibungslos und Schlacken werden schnell ausgeschieden. Brennt Agni dagegen nur schwach, wird die Nahrung schlecht verdaut, Schlacken reichern sich an und können nicht nur zu Übergewicht, sondern auch zu Krankheiten führen.

Wie entsteht Übergewicht?

Ihr persönliches Wohlfühlgewicht

Nicht die Traumfigur, sondern das Wohlfühl- gewicht ist das Ziel

Kein Mensch ist wie der andere, jeder hat seine unverwechselbare Identität. Und sein Körpergewicht … Ein persönliches »Wohlfühlgewicht« ist notwendig, um Gesundheit und Wohlbefinden aufrechtzuerhalten. Fühlen Sie sich in das Gewicht ein, das zu Ihnen gehört – auch wenn Ihnen Ihre Figur dabei rundlich erscheint. Sie werden merken: Ihr Kreislauf arbeitet besser, die Haut ist glatter, die Gesundheit stabiler, wenn die Waage das Normalgewicht anzeigt.

> **WICHTIG**
> Akzeptieren Sie Ihr persönliches Wohlfühlgewicht (und damit sich selbst), lassen Sie sich nicht von Modejournalen und Schlankheitswahn beeinflussen!

Sind Sie einmal mit der Ayurveda-Ernährungsweise vertraut geworden, wird es Ihnen sehr leicht fallen, Ihr Normalgewicht zu halten. Sie finden in der Ayurveda-Lehre eine ideale Ernährungsweise, mit der Sie sowohl abnehmen als auch Ihre Gesundheit und Vitalität zurückgewinnen können.

Ernährungsgewohnheiten

Mit den Empfehlungen dieses Buches können Sie Ihre Gewichtsprobleme auf Dauer lösen. Nehmen Sie zunächst Ihre bisherigen Ernährungsgewohnheiten unter die Lupe. Alltagsleben, beruflicher und privater Stress, Lebenskrisen, Nervosität, Sorgen und Kummer entscheiden mit, was wir essen, wie wir essen, wonach uns gelüstet, zu welchen Tages- und Nachtzeiten der Appetit auf Naschereien besonders groß ist. Essgewohnheiten existieren oft ein Leben lang als innere Muster. Wenn in der Kindheit der Teller leer gegessen werden musste oder nichts verkommen durfte: Bewusst oder unbewusst beeinflussen lang zurückliegende Erfahrungen und erworbene Gewohnheiten das Ernährungsverhalten bis auf den heutigen Tag.

Oft ist es Ballast im wirklichen und übertragenen Sinne, den Sie mit sich herumschleppen. Auch Geist und Seele müssen bereit sein, etwas loszulassen, wie es der Körper mit den überflüssigen Pfunden tut. Daher ist es besser, langsam und Schritt für Schritt abzunehmen. Geben Sie der Veränderung Zeit. Sie werden viel mehr gewinnen als »nur« Ihr Wunschgewicht ...

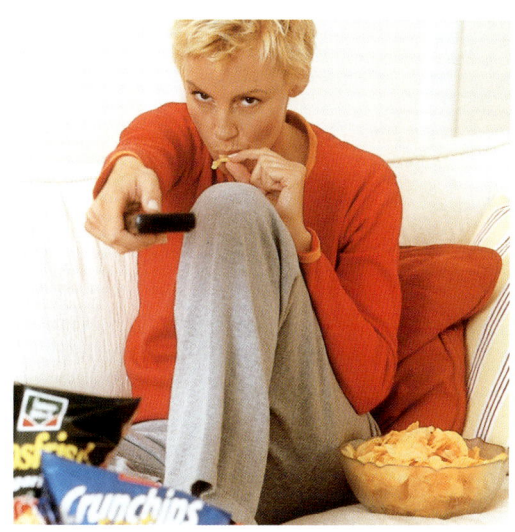

Doshas und Übergewicht

Die Doshas passen sich in jedem Augenblick der aktuellen Situation an, ob Sie nun essen, verdauen, schlafen, arbeiten, Rad fahren oder sich unterhalten. Vata, Pitta und Kapha regulieren alle Tätigkeiten von Körper und Geist. Das Gewicht wird ebenso ausbalanciert wie beispielsweise Körperwärme und Wasserausscheidung. Die Ursache eines Übergewichts liegt für Ayurveda logischerweise in einer Verschiebung des natürlichen Dosha-Gleichgewichts. Finden Sie zu Ihrem natürlichen Gleichgewicht zurück und Sie werden abnehmen!

Knabbereien beim Fernsehen sind einer der häufigsten Ernährungsfehler. Stellen Sie ihn ab!

Übergewicht als Folge einer Kapha-Störung

Gleich welche Ursache einer Gewichtszunahme zugrunde liegen mag, im Körper drückt sie sich als Kapha-Störung aus. Die Kapha-Elemente Erde und Wasser häufen sich an, jedes Zuviel an Wasser, Zucker und Fett wird in den Geweben deponiert. Vata und Pitta, die leichten und feurigen Energien, nehmen ab, Kapha steigt. Der Stoffwechsel wird träger, insbesondere wenn das Verdauungsfeuer durch falsche Ernährung geschwächt wird. Oft zeigen sich auch Verstopfung, Verschleimung, Erkältung, Atembeschwerden – typische Kapha-Beschwerden.

Übergewicht ist immer eine Kapha-Störung

Gründe für Kapha-Übergewicht

- Veranlagung (Kapha-Dominanz)
- übermäßiger Konsum von Milch und Milchprodukten, schweren und schwer verdaulichen Nahrungsmitteln
- kalte Getränke und Speisen
- fette Fleisch- und Fischsorten
- zu schweres oder spätes Essen am Abend
- mangelnde körperliche und geistige Beweglichkeit
- das »Nickerchen« nach dem Essen
- berufliche Faktoren (zum Beispiel sitzende Tätigkeit)
- Umzug mit Klimawechsel (feucht und kalt, Moorgegend)
- hormonelles Ungleichgewicht (Pille, Klimakterium)
- Fehlen von Liebe! (Essen aus Kummer, Neid, Eifersucht, Ärger, Depression)
- fehlendes Selbstvertrauen, pessimistische Lebenshaltung

Das Ungleichgewicht entsteht meist primär auf der geistig-seelischen Ebene und überträgt sich dann auf die körperlichen Funktionen. Wenn sich Kapha im Geist vermehrt, können Minderwertigkeitsgefühle entstehen. Seelisch häufen sich vielleicht Unzufriedenheit, Kummer oder Eifersucht an. Es ist wichtig, Kapha auf allen Ebenen zu reduzieren, um das Ungleichgewicht zu beseitigen!

Psychisches Kapha-Übergewicht

Ungeeignete Ernährung und Lebensweise sowie Krankheiten können jedes Dosha nachhaltig aus dem Gleichgewicht bringen und zu einer Kapha-Störung und damit zu Übergewicht führen. Allerdings nimmt ein Kapha-Mensch schnell zu, während ein Vata-Mensch bei gleicher Ernährung länger dazu braucht. Und bei Pitta-Naturen dauert es noch viel länger, bis das Übergewicht »angefuttert« ist.

Eine Kapha-Störung kann die Ursache von depressiven Stimmungen sein.

Übergewicht bei Vata-Konstitution

Bei Vata drückt sich eine Störung hauptsächlich durch Nervosität, Schlafstörungen, Verspannungen und Verdauungsprobleme mit viel Blähungen aus. Das Gewicht kann schwanken, eine Gewichtszunahme geht im Allgemeinen leicht wieder zurück. Beruhigt sich ein überreizter Vata-Mensch mit häufigen Naschereien, kann dies zu Gewichtsanstieg führen. Oder wenn sich der Stoffwechsel im Alter, durch Verschlackung, Schilddrüsenprobleme verlangsamt. Vor

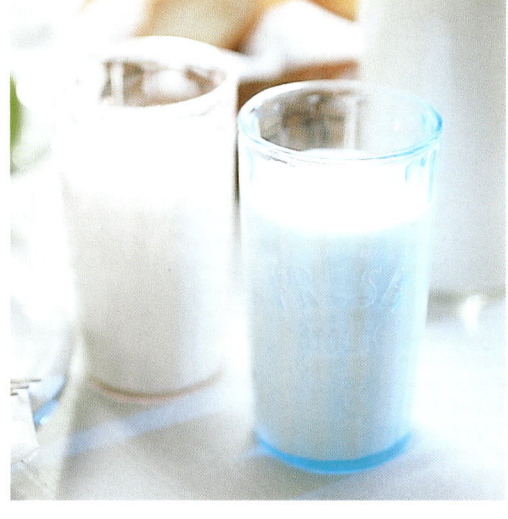

allem bei Kapha als zweitstarkem Dosha und falscher Ernährung tendiert eine Vata-Störung zu Gewichtsanstieg.

Kapha reduzierende Nahrungsmittel, warme Speisen und Getränke, Yoga, Tiefenentspannnung und regelmäßige Spaziergänge helfen Kapha und Vata auszugleichen.

Zu viel Milch und Milchprodukte – ein Grund für Übergewicht.

Übergewicht bei Pitta-Konstitution

Eine Pitta-Störung zeigt sich durch Entzündungen, Magenübersäuerung, Hautkrankheiten, Verdauungsstörungen mit Durchfall. Ein Mensch mit vorherrschender Pitta-Veranlagung hat normalerweise keine Gewichtsprobleme, weil Verdauung und Stoffwechsel stark sind. Trotzdem kann sich Übergewicht infolge einer falschen Ernährungsweise entwickeln.

Fast Food und andere Sünden meiden

Fast Food, süße kalte Getränke, Snacks, Alkoholika, Knabbereien am Abend dienen einem überarbeiteten Pitta-Menschen oftmals zur Entspannung. Langsam, aber stetig verschlackt der Körper, der Stoffwechsel verlangsamt sich. Kapha nimmt zu. Wichtig ist jetzt eine entschlackende Ernährung (Seite 49ff.), die Mahlzeiten sollen leicht, trocken und würzig, aber nicht scharf sein (besonders wenn der Magen übersäuert ist). Das überreizte Pitta kann durch Ruhe und Entspannung ausgeglichen werden.

Ayurveda-Ernährung

Die Ayurveda-Ernährungsweise ist immer die richtige, denn Sie bestimmen aufgrund Ihrer Konstitution und Ihrer derzeitigen Verfassung, welche Nahrungsmittel und welche Speisen geeignet sind.

> **WICHTIG**
> Diejenigen Nahrungsmittel sind für eine Gewichtsreduktion die richtigen, mit denen Kapha abgebaut wird.

Die Auswahl der Nahrungsmittel ist einfacher, als Sie denken ... Zum Kapha-Dosha gehören die Eigenschaften von Wasser und Erde: schwer, kühl, feucht. Nahrungsmittel mit den gleichen Eigenschaften vermehren Kapha, wie zum Beispiel frisches Vollkornbrot, Joghurt und Quark, Salat mit Majonnaise. Die Kapha-Eigenschaften treffen aufeinander und reichern sich an. Was ist zu tun? Das Zauberwort heißt Ausgleich! Sie essen, was den Vata- und Pitta-Eigenschaften – leicht, warm und trocken – entspricht bzw. durch die Art der Zubereitung diese Qualitäten erhält. Lästiges Kalorienzählen entfällt!

Kapha reduzieren ist die Devise

Auf den Geschmack kommt es an

Ayurveda unterscheidet sechs Geschmacksrichtungen: süß, salzig, sauer, scharf, bitter und herb (zusammenziehend). Nicht nur die Nahrungsmittel, auch die Elemente haben einen »Geschmack«:
- Erde ist süß und sauer.
- Wasser ist salzig und süß.
- Feuer ist scharf, sauer und salzig.
- Luft ist bitter, scharf und herb.
- Äther ist bitter.

Auch Elemente haben Geschmack

Erde und Wasser sind die schwersten Elemente, Äther und Luft mit ihren feinstofflichen Qualitäten die leichtesten. Da jedem Dosha zwei Elemente zugeordnet sind, ergibt sich auch ein Zusammenhang zwischen Geschmacksrichtung und Dosha. Nun können Sie kombinieren:

▶ *Süß, salzig, sauer:* Kapha besteht aus den Elementen Erde und Wasser. Der zugehörige Geschmack ist süß, salzig und sauer. Nahrungsmittel, die süß, salzig oder sauer schmecken, werden damit Kapha zugeordnet. Wird davon zuviel gegessen, steigt Kapha an. Kapha im Übermaß aber bedeutet Übergewicht!

▶ *Sauer, scharf, salzig:* Pitta besteht aus den Elementen Feuer und (etwas) Wasser. Der zugehörige Geschmack ist sauer, scharf und salzig.

Kombinieren Sie bitter, herb und scharf Nahrungsmittel mit diesem Geschmack haben Pitta-Qualitäten.

▶ *Bitter, herb, scharf:* Vata besteht aus den Elementen Äther und Luft. Der zugehörige Geschmack ist bitter, herb und scharf. Nahrungsmittel mit diesem Geschmack werden Vata zugeordnet.

Die meisten Nahrungsmittel haben einen vorherrschenden dominierenden Geschmack und können auf diese Weise in Gruppen eingeteilt werden. Beispiel:

● süß: Brot, Teigwaren, Getreide, Zuckersorten, Butter, Milch, süßes Obst
● salzig: alle Salzarten, Meeresfrüchte, Algen
● sauer: Zitronen, Beerenfrüchte
● scharf: Gewürze wie Chili, Pfeffer, Ingwer
● bitter: Gemüse, Salate wie Chicoree, Rucola
● herb: Hülsenfrüchte, Gemüse wie Spinat, Kohl, Spargel

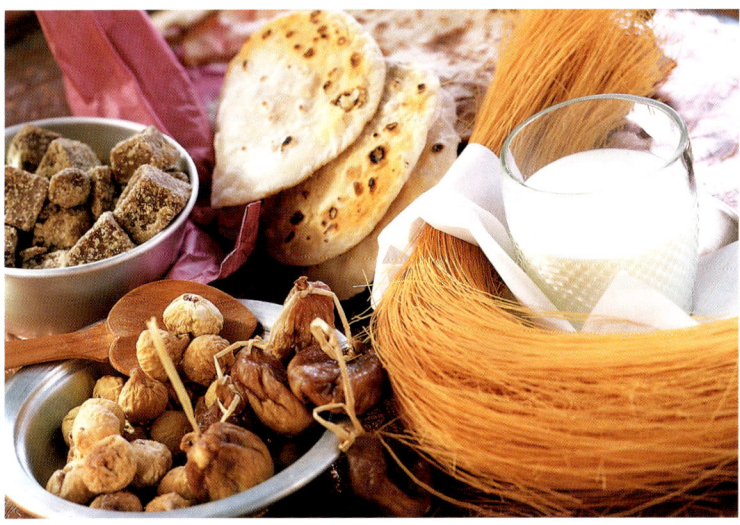

Alle kohlenhydratreichen Nahrungsmittel gelten im Ayurveda als süß.

Süß baut auf

Süß wirkt aufbauend, nährend und besänftigend. Die meisten unserer Grundnahrungsmittel haben einen süßen Geschmack: Getreide, Reis, Kartoffeln, Mais, Nudeln. Auch wenn diese Nahrungsmittel Ihnen auf den ersten Blick nicht süß erscheinen – sie enthalten viel Kohlenhydrate, die wiederum aus Zucker aufgebaut sind. Solche Nahrungsmittel sind ein wesentlicher Bestandteil unserer Ernährung, denn Zucker ist der wichtigste Energielieferant für den Körper. Auch Fette und Öle werden dem süßen Geschmack zugeordnet. Kapha braucht wenig vom süßen Geschmack, weil von der Konstitution her schon genügend vorhanden ist. Süß ist leider der Dickmacher Nr. 1!

Süß – Hauptursache für Übergewicht

Wie süß darf es sein?

Süß muss nicht zuckersüß heißen! Die üblichen Süßwaren bilden Schlacken und machen dick. Besser sind so genannte komplexe Kohlenhydrate, denn sie enthalten wichtige Mineral- und Ballaststoffe; außerdem belasten sie den Stoffwechsel weniger. Dazu gehören Vollkorn-Teigwaren, Getreide, Basmatireis, reifes Obst, Trockenfrüchte. Nun werden zur Gewichtsreduktion in erster Linie Nahrungsmittel mit dem Geschmack scharf, bitter und herb empfohlen. Warum dann süß? Der süße Geschmack gibt Kraft und das Gefühl von Zufriedenheit. Wer abnehmen will, braucht Energie und Durchhaltevermögen. Darum empfiehlt Ayurveda: Gönnen Sie sich den süßen Geschmack, aber wechseln Sie von den zuckersüßen Dickmachern zur verträglicheren Süße und zum gelegentlichen Genuss über.

Salzig macht durstig

Dieser Geschmack ist in seiner konzentrierten Form im Tafelsalz enthalten. Salz sollten Sie vorsichtig verwenden; kleine Mengen genügen, denn Salziges macht durstig und regt den Appetit an. Es hat auch die Eigenschaft, Wasser im Körper zu binden. Generell nehmen wir im Westen zu viel Salz mit der täglichen Ernährung auf. Wie Zucker ist auch Salz versteckt in sehr vielen verarbeiteten Lebensmitteln (zum Beispiel in Wurst, Konserven- und Tiefkühlkost, Käse, Brot) enthalten. Verwenden Sie Meer- oder Steinsalz (im Ayurveda-Versand), da es im Gegensatz zu Kochsalz wertvolle Mineralien enthält.

Sparsam salzen

Sauer macht Appetit

Saure Nahrungsmittel aktivieren die Verdauungssäfte. Das kennen Sie von einer sauren Zitrone. Der saure Geschmack ist Bestandteil vom Feuerelement Pitta und regt Verdauungskraft und Appetit an. Ein Zuviel an Saurem übersäuert und verschlackt den Organismus. Deshalb: bei Übergewicht saure Nahrungsmittel nur in Maßen verwenden! Viele Lebensmittel, die nicht sauer schmecken, werden im Organismus zu sauren Stoffwechselprodukten abgebaut. Zu viel Fleisch, Getreide- und Milchprodukte, generell alle kohlenhydratreichen Speisen fördern erheblich die Säurebildung.

Sauer macht nicht nur lustig

Scharf regt Agni an

Diese Geschmacksrichtung ist wichtig, um das Verdauungsfeuer anzuregen, den Stoffwechsel »anzuheizen«. Scharf sind hauptsächlich Gewürze wie Chili oder Ingwer. Der scharfe Geschmack hilft beim Fettabbau, wirkt entgiftend und entschlackend. Er ist wichtig bei der Gewichtsreduktion, da er den Energieumsatz des Organismus erhöht. Vorsicht ist allerdings bei Magenreizungen geboten!
Scharfe Gerichte haben noch einen weiteren Vorteil: Sie helfen bei der Bekämpfung von Krankheitserregern, wirken also »desinfizierend«.

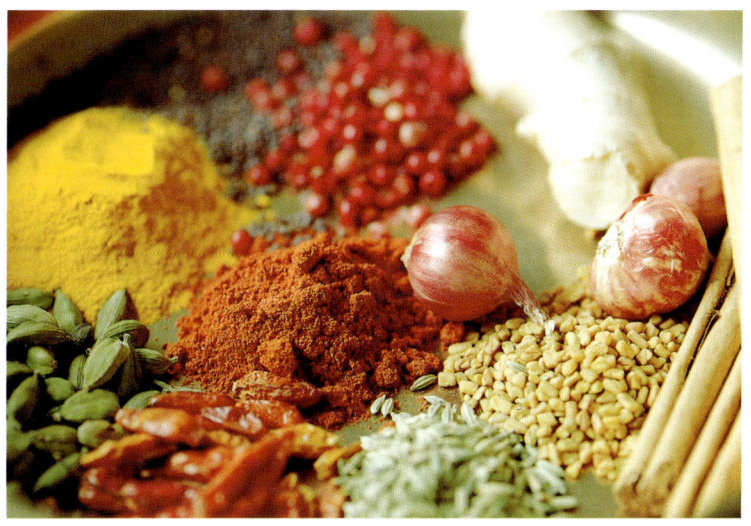

Scharfe Gewürze regen gut die Verdauung an.

Bitter reinigt

Die meisten Salatsorten, viele Gemüse und Heilkräuter haben einen bitteren Geschmack. Bitterstoffe sind bekannt für ihre verdauungsfördernde Wirkung. Sie regen Magen und Leber zu gesteigerter Produktion von Verdauungssäften an, fördern den Gallenfluss, wirken insgesamt entgiftend und reinigend. Bittere Heilpflanzen enthalten einen hohen Anteil vom Luftelement. Sie tragen damit zur Entlastung des Erdelements im Körper bei und helfen auf diese Weise, Kapha zu reduzieren.

Darüber hinaus übt der bittere Geschmack einen direkten Einfluss auf den Appetit aus. So wie dem Menschen beim Anblick einer köstlichen Süßspeise das »Wasser im Mund zusammenläuft«, bewirken Bitterstoffe das genaue Gegenteil: Sie wirken austrocknend, verringern den Speichelfluss – und gleichzeitig auch den Appetit.

Herb zieht zusammen

Für diese Geschmacksrichtung sind hauptsächlich Gerbstoffe verantwortlich, bei deren Verzehr sich die Poren im Mund zusammenziehen. Schlehen sind ein gutes Beispiel für diese Wirkung. Herb wirkt austrocknend und vermindert mögliche Wassereinlagerungen im Körper. Deshalb ist es die wichtigste Geschmacksrichtung, um Kapha zu reduzieren! Der herbe Geschmack findet sich in vielen Heilkräutern, aber auch beispielsweise in Hülsenfrüchten, Kohl, Äpfeln, Beerensorten und so weiter.

Herbe Heilkräuter wie das Johanniskraut helfen beim Abnehmen.

Bittere und herbe Wildpflanzen und Heilkräuter

● Bitterer Geschmack: Löwenzahn, Enzian, Zinnkraut, Sonnenhut, Ringelblume, Rhabarber, Aloe vera, Berberitze, Kalmus, Galgant
● Herber (zusammenziehender) Geschmack: Salbei, Johanniskraut, Heidelbeeren, Schlehen, Brennnessel, Brombeer- und Himbeerblätter, Eichenrinde, Schafgarbe

Lassen Sie sich in der Apotheke oder in speziellen Teegeschäften eine Teemischung aus bitteren und herben Kräutern zusammenstellen. So können Sie Ihre Kapha reduzierende Ernährung wirkungsvoll unterstützen.

Die Doshas geschmackvoll ausgleichen

Jeder Geschmack hat eine bestimmte Wirkung auf die Doshas, er kann abschwächend oder verstärkend wirken und hat auf diese Weise einen bedeutsamen Einfluss, den Sie bei Gewichtsproblemen nutzen können.

Die wichtigste Grundregel ayurvedischer Ernährungsweise

Ist ein Dosha infolge der Grundkonstitution dominierend oder befindet es sich auf Grund der momentanen Befindlichkeit im Ungleichgewicht, so gleichen Sie es durch Nahrungsmittel mit den entgegengesetzten Qualitäten aus.

Beispiel: Kapha befindet sich im Ungleichgewicht, das Körpergewicht ist erhöht. Die Eigenschaften von Kapha wie schwer, feucht, kalt dürfen nicht durch ebensolche Nahrungsmittel verstärkt werden. Außerdem wirkt der süße, salzige und saure Geschmack Kapha vermehrend. Wählen Sie die Geschmacksrichtungen scharf, bitter und herb, außerdem Speisen, die leicht, warm und trocken sind.

Auch wenn Sie diese Geschmacksrichtungen bisher nicht bevorzugt haben, werden Sie in der Kapha-Tabelle Nahrungsmittel, Gewürze und Getränke finden, die Sie ohnehin kennen und auch mögen. Außerdem vermitteln Ihnen unsere würzigen leckeren Rezepte ein ganz neues interessantes Geschmackserlebnis!

Ausgleich heißt die Zauberformel

GESCHMACK	ENTLASTET/VERRINGERT	BELASTET/VERSTÄRKT
süß	Vata, Pitta	Kapha
salzig	Vata	Pitta, Kapha
sauer	Vata	Pitta, Kapha
scharf	Kapha	Pitta, Vata
bitter	Pitta, Kapha	Vata
herb	Pitta, Kapha	Vata

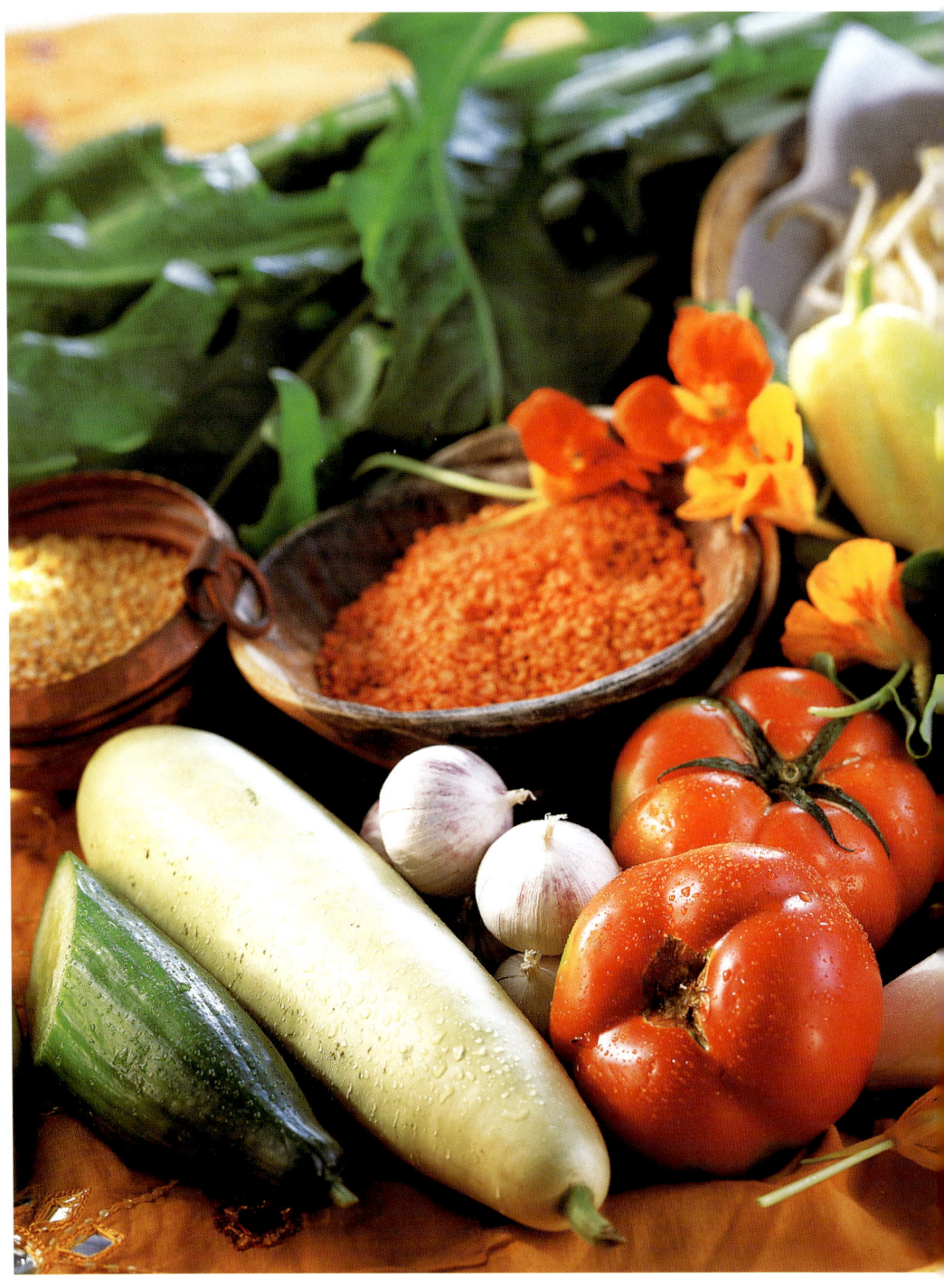

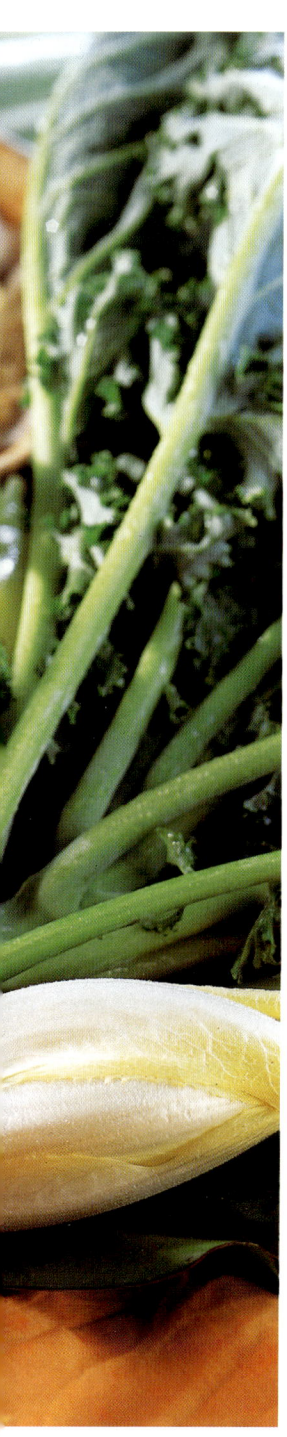

Schritt für Schritt abnehmen

Sie haben sich im ersten Kapitel mit den Grundlagen von Ayurveda vertraut gemacht. Jetzt geht es zur Praxis! Wir werden Sie Schritt für Schritt an die neue Ernährungsweise heranführen. Sie sollen weder fasten noch eine Diät einhalten, auch das Kalorienzählen entfällt. Denn wirkungsvoll nehmen Sie ab, indem Sie sich mit Kapha-ausgleichender Kost ernähren sowie Stoffwechsel und Verdauung anregen.
Durch das Kapha-Ungleichgewicht haben sich Fett, Schlacken und Giftstoffe angesammelt. Werden Sie diesen unnötigen Ballast wieder los!

Allgemeine Ernährungsregeln

Ayurveda hält nichts von Radikalkuren. Reduzieren Sie Ihr Übergewicht schonend, aber dauerhaft. Ihre gesundheitliche und seelische Verfassung während des Abnehmens ist wichtig, nicht nur das Gewicht auf der Waage.

Werden Sie aktiv

Vielleicht machen Ihnen einige Beschwerden oder seelische Belastungen zu schaffen. Gut, wenn Sie jetzt beginnen und aktiv etwas für sich tun! Von Ayurveda profitieren Sie weit mehr als von einer üblichen Diät. Denn Ayurveda ist nicht nur eine Ernährungs-, sondern eine ganzheitliche Lebensweise.

Die zu Grunde liegenden Prinzipien sind stets die gleichen: im Einklang mit der eigenen Natur zu leben beziehungsweise das Gleichgewicht wieder zu finden. Mit der für Sie geeigneten Ernährung sind Sie auf dem richtigen Weg.

Die nachfolgenden Ernährungsempfehlungen und die leckeren Rezepte im letzten Teil des Buches helfen Ihnen beim gezielten Abnehmen. Als Belohnung winken Ihr persönliches Idealgewicht, Gesundheit und wiedergewonnene Vitalität.

> **TIPP!**
> Wenn Sie selbst kochen, sind all Ihre Sinne mit der Zubereitung des schmackhaften Essens beschäftigt und erfreuen sich an Geruch und Geschmack. Beim Essen werden Sie feststellen, dass Sie schneller satt werden! Freuen Sie sich, denn so nehmen Sie leichter ab. Aber bitte während des Kochens Zurückhaltung beim Probieren!

Frisch zubereiten

Wir wissen, dies ist ein hoher Anspruch, wo doch alles immer noch schneller zu gehen hat. Trotzdem – nehmen Sie sich die Zeit, immer öfter selbst zu kochen, vielleicht im Kreis von Familie und Freunden. Es bereitet Freude und Genuss!

Warum wird im Ayurveda der frischen Zubereitung solch ein hoher Wert beigemessen? In der frisch zubereiteten Speise steckt noch die ganze Energie des Nahrungsmittels und Sie nehmen beim Essen viel von Prana, der Lebenskraft, auf.

Kochen Sie selbst

Ein einfaches kleines Gericht, zum Beispiel Reis mit Gemüse, mit hochwertigen Zutaten und mit Liebe zubereitet, bringt Ih-

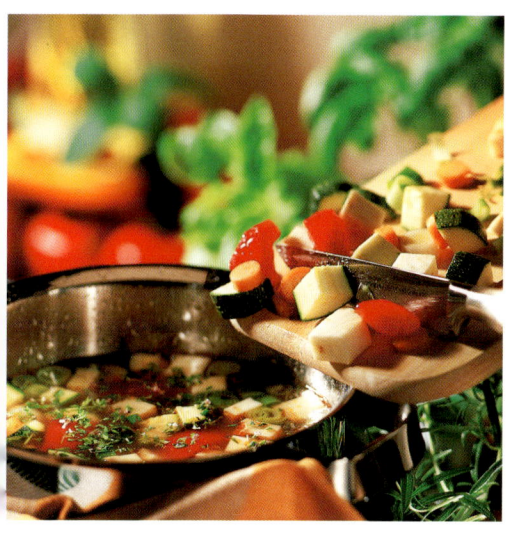

ungskraft für rohe Nahrung oft nicht aus; am ehesten verträglich ist sie mittags, wenn die Pitta-Energien am stärksten sind.

Wie viel essen?

Ayurveda gibt hierzu eine klare Richtlinie:

> Unabhängig von Körpergröße und Gewicht soll die feste Nahrung, die Sie bei einer Mahlzeit verzehren, in Ihre beiden Hände passen. Dreimal diese Menge am Tag reicht aus.

Statt roher Salate empfiehlt Ayurveda schonend gegartes Gemüse.

nen ungleich mehr Nährstoffe als ein üppiges Schlemmer-Menü aus Tiefkühlprodukten. Für eine einfach zusammengestellte Mahlzeit benötigt der Darm weniger Verdauungsenergie. Die haben Sie dann für den Schlacken- und Fettabbau übrig.

Gekocht oder roh?

Ayurveda empfiehlt eher schonend gegarte Gemüse als rohe Salate. Denn bei vorherrschendem Kapha reicht die Verdau-

Eine weitere Ayurveda-Regel besagt, dass der Magen zu je einem Drittel mit fester und flüssiger Nahrung gefüllt werden soll. Das letzte Drittel soll für Luft frei bleiben. Vata, Pitta und Kapha und die fünf Elemente sind zufrieden – wie Sie selbst, denn Sie fühlen sich angenehm satt statt unangenehm voll.
Wenn Sie in der Anfangszeit trotzdem nach dem Essen noch Hunger oder Appetit verspüren, liegt es vielleicht daran, dass Sie es gewöhnt sind, so lange zu essen, bis Sie »pappsatt« sind. Ändern Sie diese Gewohnheit! Das Volumen des Magens passt sich der Nahrungsmenge an. Nach ein paar Wochen hat sich der Magen an die kleineren Portionen gewöhnt. Ihr Gewicht

Nicht mehr als ein Drittel des Magens mit fester Nahrung füllen

WICHTIG

Vermeiden Sie auf jeden Fall am Abend kalte und rohe Salate, sie helfen Ihnen ganz bestimmt nicht beim Abnehmen!

wird es Ihnen danken, denn Sie
essen weniger.

Wie viel trinken?

In der Ayurveda-Lehre richtet
sich die Flüssigkeitsmenge, die
ein Mensch täglich benötigt, nach
der Konstitution. Bei Kapha-be-
tonten Menschen genügen 1,5 Liter am Tag, heiß getrunken! Am
besten ist es, reines Wasser zu
trinken.

Bewusst zubereiten und essen

Zu zweit macht Ko-chen noch mehr Spaß.

Für Ayurveda gilt es als Tugend,
den Nahrungsmitteln mit Re-
spekt und Würde zu begegnen,

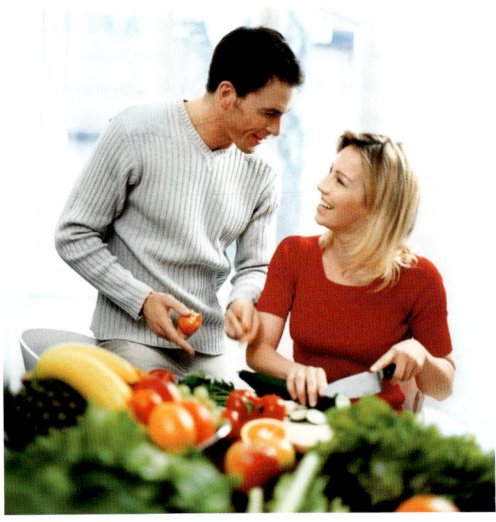

WICHTIG

Kochen und essen Sie mit Liebe, seien Sie gut
zu sich selbst. Dann wird Ihnen das sanfte Abnehmen mühelos gelingen.

denn sie sind ebenso wie wir Teil
der Schöpfung.

Kochen Sie kleine Mengen, die
auch wirklich aufgegessen werden. In Ruhe und mit Liebe kochen verstärkt die feinen Energien der zubereiteten Speisen.
»Liebe geht durch den Magen« ist
keine leere Phrase. Sie können es
spüren, wenn eine Mahlzeit liebevoll und sorgfältig zubereitet
wurde. Kochen ist Gottesdienst!

Kochen Sie mit Liebe

Seien Sie beim Essen ganz auf die
Mahlzeit konzentriert. Nehmen
Sie bewusst Farben, Düfte, Ge-
schmack und Konsistenz der
Speisen wahr. Diese feinen Sin-
neserfahrungen werden verhin-
dert durch laute Gespräche und
Diskussionen, Fernsehen oder
Zeitung lesen.

Ist Ihre Aufmerksamkeit auf das
Essen ausgerichtet, werden Sie
ganz von selbst langsamer essen
und intensiver kauen. Das Gefühl
der Sättigung tritt schneller ein,
obwohl Sie insgesamt weniger gegessen haben.

Nach dem Essen empfiehlt es
sich, noch einige Minuten ruhig
sitzen zu bleiben. Danach kein
»Nickerchen«, sondern ein ver-
dauungsanregender Spaziergang!

Ernährungsregeln bei Übergewicht

Kochen Sie entsprechend Ihrem Dosha. Wenn Sie als »Kapha-Mensch« abnehmen möchten, verwenden Sie Kapha reduzierende Nahrungsmittel, kochen Sie Kapha reduzierende Gerichte. Obst und Gemüse kaufen Sie entsprechend der Jahreszeit.

TIPP!
Wenn Sie nicht nach unseren Rezepten kochen, orientieren Sie sich an den Nahrungsmittel-Tabellen (Seite 39ff.). Stellen Sie daraus Ihre Lieblingsrezepte zusammen. Übrigens, ayurvedisch kochen bedeutet nicht, nur indisch zu kochen. Genauso gut kann man spanisch-ayurvedisch, deutsch-ayurvedisch oder italienisch-ayurvedisch kochen.

Tages- und Jahreszeit beachten

Tages-, Jahreszeit und Klima verändern den Zustand der Doshas. Kapha ist besonders aktiv zwischen 6–10 Uhr und 18–22 Uhr, ebenso bei kalter, feuchter Witterung sowie im Winter und Frühjahr. Achten Sie daher zu diesen Zeiten besonders auf Kapha reduzierende Nahrung.
Unsere üblichen Zeiten für Früh-

stück und Abendessen sind Kapha-Zeiten. Eine süße, kalte und schwere Mahlzeit (zum Beispiel Brot, Butter, Käse, Marmelade) lässt Kapha ansteigen. Für eine effektive Gewichtsabnahme verlegen Sie deshalb die Hauptmahlzeit auf Mittag, wo Agni am stärksten ist. Das Frühstück lassen Sie – wenn möglich – ausfallen. Wenn Sie morgens essen, dann warm und pikant. Das kurbelt den Stoffwechsel an. Und unbedingt Heißes trinken!

Hauptmahlzeit ist das Mittagessen

Würzen ohne Grenzen

Experimentieren Sie großzügig mit Gewürzen, sie helfen direkt beim Abnehmen. Ingwer, Pfeffer, Nelken, Chili, Asafoetida und andere Gewürze sind Agni-steigernd und reduzieren Ama.

TIPP!
Stellen Sie sich die Gewürzmischungen, die in unseren Rezepten verwendet werden, auf Vorrat her oder kaufen Sie sie im Asialaden. Halten Sie die benötigten Gewürze beziehungsweise Gewürzmischungen zum Kochen griffbereit in der Nähe. Das spart viel Zeit.

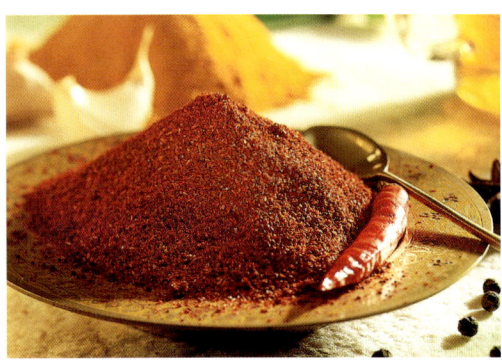

Verwenden
Sie Gewürze
großzügig;
sie helfen
Ihnen beim
Abnehmen.

Die asiatischen Gewürze wirken bereits in kleinen Dosen. Kapha-Churnas (Seite 84) sind scharfe Gewürzmischungen, die Kapha reduzieren. Sie können mitgekocht oder über die Speisen gestreut werden.

Kochen Sie so oft wie möglich nach unseren Rezepten, und lernen Sie die aromatischen Gewürze kennen. Der Duft wird Sie zum Weitermachen animieren!

Alle Geschmacksrichtungen!

Wir wir gesehen haben, sollten zum Abnehmen die Geschmacksrichtungen scharf, bitter und herb bevorzugt werden. Trotzdem sollten alle sechs Geschmacksrichtungen in einer Mahlzeit oder zumindest über den Tag verteilt enthalten sein. Auf diese Weise werden auch die Elemente zufrieden gestellt. Nach einer Weile vergehen Heißhunger und die Lust auf Naschereien, weil die Mahlzeiten ausgewogen sind. Viele unserer Rezepte enthalten jeden Geschmack, wie Kichadi oder Dal (Seite 89 und 95). Wichtig ist es also, das Mengenverhältnis zwischen den Geschmacksrichtungen zu steuern.

Raffiniert ausgleichen

Durch den Kochprozess, die Art der Zubereitung und das Würzen einer Speise verändert sich das ursprüngliche Lebensmittel. Damit haben Sie ein wunderbares Instrument zum Ausbalancieren. Wir nehmen ein Reisgericht als Beispiel. Durch den Kochprozess wird das Element Feuer zugeführt. Dadurch wird Nahrung generell »reif« und leichter verdaulich. Das Zufügen scharfer Gewürze erhöht die erhitzende Wirkung. Ein »al dente« gekochter Reis nimmt weniger Wasser auf. So neutralisieren Sie die Kapha steigernde Wirkung von Reis! Ebenso können Sie einen gemischten Salat ausgleichen. Der herb/bittere Geschmack ist günstig für Sie, die kühlende Eigenschaft von Salat nicht. Die Rettung ist ein kräftiges Dressing mit Senf, Knoblauch, Thymian und (etwas) Olivenöl!

Balancieren
Sie die Gerichte aus

NAHRUNGSMITTEL FÜR DEN KAPHA-TYP

Generell gilt: Nahrungsmittel und Speisen, die die Eigenschaften schwer, kalt, ölig und feucht sowie die Geschmacksrichtungen, süß, salzig und sauer besitzen, verstärken Kapha. Nahrungsmittel und Speisen, die die Eigenschaften leicht, warm und trocken sowie die Geschmacksrichtungen scharf, bitter und herb besitzen, vermindern Kapha.
Bitte beachten Sie jedoch, dass Kohlenhydrate (zum Beispiel Getreide) und fette Nahrungsmittel (Öle, Nüsse) nur in kleinen Mengen beziehungsweise nur gelegentlich gegessen werden sollen. Die folgenden Nahrungsmittel wirken reduzierend auf Kapha:

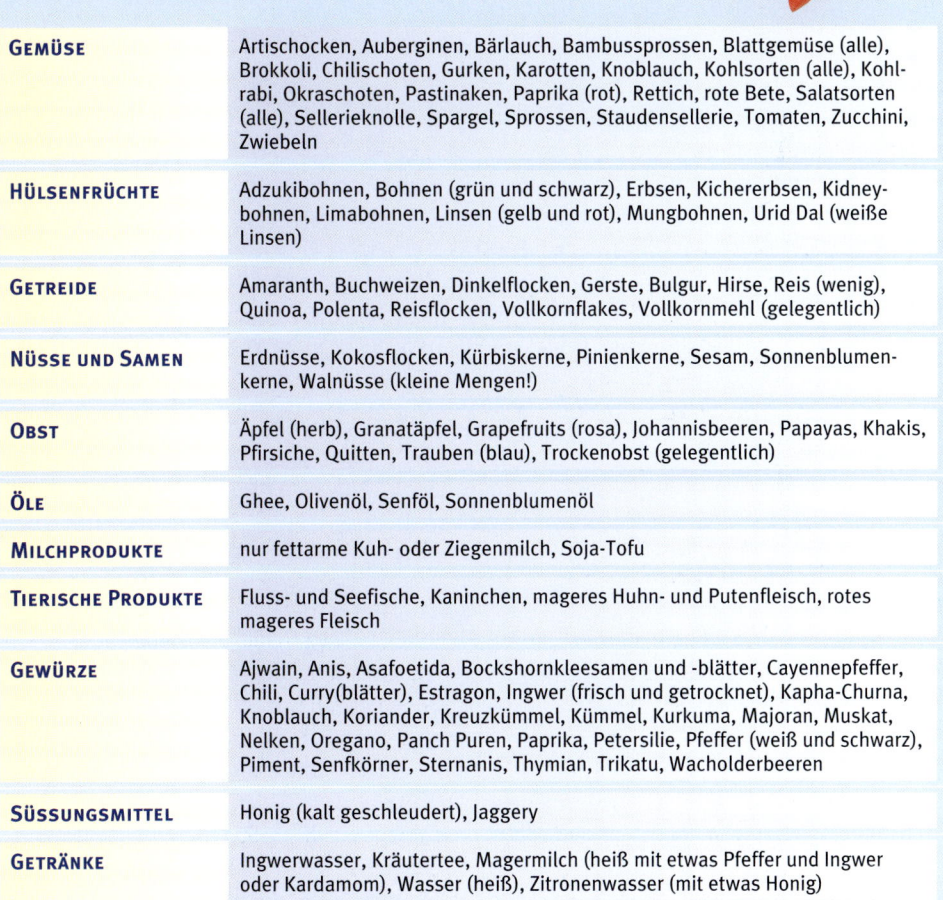

GEMÜSE	Artischocken, Auberginen, Bärlauch, Bambussprossen, Blattgemüse (alle), Brokkoli, Chilischoten, Gurken, Karotten, Knoblauch, Kohlsorten (alle), Kohlrabi, Okraschoten, Pastinaken, Paprika (rot), Rettich, rote Bete, Salatsorten (alle), Sellerieknolle, Spargel, Sprossen, Staudensellerie, Tomaten, Zucchini, Zwiebeln
HÜLSENFRÜCHTE	Adzukibohnen, Bohnen (grün und schwarz), Erbsen, Kichererbsen, Kidneybohnen, Limabohnen, Linsen (gelb und rot), Mungbohnen, Urid Dal (weiße Linsen)
GETREIDE	Amaranth, Buchweizen, Dinkelflocken, Gerste, Bulgur, Hirse, Reis (wenig), Quinoa, Polenta, Reisflocken, Vollkornflakes, Vollkornmehl (gelegentlich)
NÜSSE UND SAMEN	Erdnüsse, Kokosflocken, Kürbiskerne, Pinienkerne, Sesam, Sonnenblumenkerne, Walnüsse (kleine Mengen!)
OBST	Äpfel (herb), Granatäpfel, Grapefruits (rosa), Johannisbeeren, Papayas, Khakis, Pfirsiche, Quitten, Trauben (blau), Trockenobst (gelegentlich)
ÖLE	Ghee, Olivenöl, Senföl, Sonnenblumenöl
MILCHPRODUKTE	nur fettarme Kuh- oder Ziegenmilch, Soja-Tofu
TIERISCHE PRODUKTE	Fluss- und Seefische, Kaninchen, mageres Huhn- und Putenfleisch, rotes mageres Fleisch
GEWÜRZE	Ajwain, Anis, Asafoetida, Bockshornkleesamen und -blätter, Cayennepfeffer, Chili, Curry(blätter), Estragon, Ingwer (frisch und getrocknet), Kapha-Churna, Knoblauch, Koriander, Kreuzkümmel, Kümmel, Kurkuma, Majoran, Muskat, Nelken, Oregano, Panch Puren, Paprika, Petersilie, Pfeffer (weiß und schwarz), Piment, Senfkörner, Sternanis, Thymian, Trikatu, Wacholderbeeren
SÜSSUNGSMITTEL	Honig (kalt geschleudert), Jaggery
GETRÄNKE	Ingwerwasser, Kräutertee, Magermilch (heiß mit etwas Pfeffer und Ingwer oder Kardamom), Wasser (heiß), Zitronenwasser (mit etwas Honig)

NAHRUNGSMITTEL FÜR DEN VATA-TYP

Vata braucht warme, befeuchtende, schwere (erdende) Nahrung und die Geschmacksrichtungen süß, sauer und salzig.
Würzige, aber nicht scharfe Eintöpfe, Suppen, Gemüse- und Getreidegerichte sind bestens geeignet. Der Vata-Mensch kann morgens und mittags gut und reichlich essen. Am Abend sind die Vata-Energien meist erschöpft, so dass ein schweres oder spätes Abendessen große Verdauungsprobleme bereiten kann. Eine warme Suppe oder ein leichtes Getreidegericht – vor 19 Uhr eingenommen – ist die beste Alternative.
Vata steigt besonders im Herbst und bei kühler, windiger und trockener Witterung. In dieser Zeit müssen Vata-Naturen besonders auf die geeignete Ernährung achten.

GEMÜSE	Artischocken, Karotten, Kürbis, Lauch, Okraschoten, Oliven, Pastinaken, rote Bete, Schlangengurken, Spargel, Süßkartoffeln, Tomaten, Zucchini, Zuckererbsen, Zwiebeln
HÜLSENFRÜCHTE	Adzukibohnen, Linsen (rot), Mungbohnen, Sojabohnen (alle Hülsenfrüchte gut einweichen und kochen!)
GETREIDE	Amaranth (eingeweicht und gekocht), Dinkel, Gerste, Hafer, Weizen, Brot (ohne Hefe)
NÜSSE UND SAMEN	alle Nusssorten (Empfehlung: Nüsse in etwas Ghee rösten, vor dem Verzehr ca. 4 Stunden in etwas Wasser einweichen)
OBST	Äpfel (süß-säuerlich), Avocados, Aprikosen (frisch), Bananen, Datteln, Erdbeeren, Feigen, Himbeeren, Kiwis, Kokosnuss (frisch), Limonen, Mandarinen, Mangos, Melonen (süß), Orangen, Papayas, Persimonen, Pfirsiche, Pflaumen (frisch), Rhabarber, Trauben
ÖLE	Ghee, Kokoscreme, Maisöl, Mandelöl, Sesamöl, Olivenöl
MILCHPRODUKTE	Butter (gesalzen), Buttermilch (gesalzen), Hartkäse, Joghurt, Kefir, Milch (warm mit einer Messerspitze gemahlenem Ingwer), Sahne
TIERISCHE PRODUKTE	Eier, Ente, Fluss- und Meeresfische, Huhn, Pute, Reh
GEWÜRZE	Anis, Asafoetida, Basilikum, Bockshornkleesamen, Dill, Fenchel, Ingwer, Kardamom, Knoblauch (gebraten), Kreuzkümmel, Kümmel, Kurkuma, Lorbeerblätter, Majoran, Muskatnuss, Muskatblüten, Nelken, Oregano, Paprika, Pfefferminze, Piment, Senfkörner, Steinsalz
SÜSSUNGSMITTEL	Fruchtdicksaft, Jaggery, Melasse (alle Süßungsmittel in einer Maximaldosis von 30 g pro Tag!)
GETRÄNKE	Ananassaft, Beerensaft, Fencheltee, Gemüsesaft, Grapefruitsaft, Karottensaft, Mangosaft, Orangensaft, Pfefferminztee, Wasser (warm), Zitronensaft (frisch mit etwas Steinsalz)

NAHRUNGSMITTEL FÜR DEN PITTA-TYP

Die Pitta-Qualitäten sind – entsprechend dem Element Feuer – heiss, durchdringend und scharf. Der Vorzug soll kühlenden, milden und leicht trockenen Nahrungsmitteln gegeben werden. Heiße und scharf gewürzte Speisen reizen Pitta. Kühle bis lauwarme Getränke sind daher richtig. Pitta braucht die Geschmacksrichtungen bitter, herb und süß. Salate und Rohkost werden gut vertragen, da das Pitta-Dosha ein starkes Verdauungsfeuer aufweist. Die herben Linsen und Hülsenfrüchte sind für Pitta gut geeignet. Ein spätes Abendessen stellt meist kein Problem dar, jedoch soll bei den Essenszeiten auf Regelmäßigkeit und eine ruhige Atmosphäre geachtet werden.

GEMÜSE	Artischocken, Alfalfasprossen, Blattgemüse, Bohnen (grün), Bockshornkleeblätter, Brokkoli, Erbsen, Gurken, Karotten, Kartoffeln, Kohlrabi, Kohlsorten, Koriander (frisch), Kürbis, Mais, Okraschoten, Paprika (grün), Pastinaken, Petersilie, rote Bete, Salatsorten, Sellerieknolle, Spargel, Staudensellerie, Süßkartoffeln, Tomaten
HÜLSENFRÜCHTE	Adzukibohnen, Kichererbsen, Kidneybohnen, Limabohnen, Linsen (gelb und rot), Mungbohnen, Sojabohnen (alle mit Asafoetida kochen)
GETREIDE	Basmatireis, Dinkel, Gerste, Hafer, Hirse, Weizen
NÜSSE UND SAMEN	Kürbiskerne, Sesamsamen, Sonnenblumenkerne
OBST	Ananas (süß), Äpfel, Aprikosen, Avocados, Beeren (süß), Birnen, Datteln, Feigen, Granatäpfel, Kirschen (süß), Kokos, Orangen (süß), Pflaumen, Rosinen, Trauben, Trockenobst
ÖLE	Ghee (eignet sich besonders gut!), Kokosöl, Sonnenblumenöl, Sojaöl, Walnussöl
MILCHPRODUKTE	Butter (ungesalzen), Buttermilch (süß), Frischkäse, Käse (mager), Kuhmilch (mager), Sojamilch, Ziegenmilch
TIERISCHE PRODUKTE	Eiweiß vom Ei, Geflügelfleisch (hell), Kaninchen
GEWÜRZE	Basilikum, Curryblätter, Dill, Fenchel, Kardamom, Koriander, Kreuzkümmel, Kümmel, Kurkuma, Minze, Pfefferminze, Pfeffer (schwarz), Rosenwasser, Rosmarin, Safran, Zimt
SÜSSUNGSMITTEL	Ahornsirup, Fruchtdicksaft, Fruchtzucker, Honig (kalt geschleudert), Reissirup
GETRÄNKE	Apfelsaft, Fencheltee, Hibiskustee, Jasmintee, Kirschsaft, Mangosaft, Pflaumensaft, Süßholztee, Zitronengrastee (alle Getränke lauwarm bis kühl!)

NAHRUNGSMITTEL FÜR DEN VATA-KAPHA-BEZIEHUNGSWEISE KAPHA-VATA-TYP

Vata-Kapha sind Gegenkräfte, weil die Eigenschaften und Geschmacksrichtungen konträr sind. Vata braucht den süßen, salzigen und sauren Geschmack, der Kapha nicht gut tut. Die Lösung ist: Alles zu seiner Zeit! Je nach Jahreszeit, Lebensumständen und Ihrer Zufriedenheit mit dem Körpergewicht berücksichtigen Sie das gerade vorherrschende Dosha. Beiden Doshas ist aber gemeinsam, dass sie Wärme brauchen. Daher sollten beim Essen in jedem Fall frisch zubereitete warme Mahlzeiten bevorzugt werden, welche würzig, aber nicht scharf sind. Tiefgefrorenes und kalte Getränke sind nicht ratsam. Schluckweise und über den Tag verteilt heißes Wasser zu trinken, tut beiden Doshas gut. Das Abendessen sollte leicht verdaulich sein, am besten wird Suppe und/oder Gemüse vertragen. Im Sommer soll nur mild, im Winter kann schärfer gewürzt werden. Weißer Zucker ist für Vata schädlich, er kann Blähungen und Verstopfung bewirken. Günstige Nahrungsmittel bei dieser Dosha-Kombination sind:

GEMÜSE	Auberginen, Blattgemüse (nur roh), Blumenkohl, Erbsen, Gurken, Karotten, Kartoffeln, Lauch, Mais, Meerrettich, Okraschoten, Paprika, Radieschen, Rettich, Salatsorten (mit Olivenöl oder Senfsauce), Schalotten, Sellerie, Spinat, Tomaten, Zucchini
HÜLSENFRÜCHTE	Mungbohnen, Tofu
GETREIDE	Basmatireis, Gerste, Vollkornreis, Weizen
NÜSSE UND SAMEN	Kürbiskerne, Sesam, Sonnenblumenkerne
OBST	Ananas, Brombeeren, Granatäpfel, Grapefruits, Himbeeren, Kirschen, Limetten, Mangos, Orangen, Papayas, Persimonen, Pfirsiche, Trauben, Trockenobst (Äpfel, Aprikosen, Birnen, Datteln, Feigen, Pflaumen)
ÖLE	Leinsamenöl, Senföl, Sesamöl
MILCHPRODUKTE	Magermilch (warm), Käse (mager)
TIERISCHE PRODUKTE	Eier, Huhn, Pute, Seefisch
GEWÜRZE	Ajwain, Anis, Basilikum, Cayennepfeffer, Dill, Galgant, Ingwer, Kardamom, Knoblauch, Koriander (frisch), Kreuzkümmel, Lorbeer, Muskat, Nelke, Rosmarin, Senf (scharf), Senfsamen, Thymian, Zimt, Quendelkraut
SÜSSUNGSMITTEL	Honig (kalt geschleudert), gelegentlich Ahornsirup und Jaggery
GETRÄNKE	Kräutertees, Wasser (warm), Ingwerwasser (warm)

NAHRUNGSMITTEL FÜR DEN PITTA-KAPHA-
BEZIEHUNGSWEISE KAPHA-PITTA-TYP

Wenn Sie diese Dosha-Kombination haben, sollten Sie vom späten Frühjahr bis
zum Sommerende Pitta ausgleichen, das heißt mild würzen, lauwarm und nicht
heiß trinken. Da im Winter und im beginnenden Frühjahr Kapha überwiegt, sollten Sie eine Kapha reduzierende Ernährungsweise bevorzugen.
Gemeinsam ist dieser Dosha-Kombination der saure und salzige Geschmack,
deshalb Vorsicht mit Essig, Pickles, Salz, Kapern, Meeresfrüchten und so weiter. Zu
viel davon kann Wasseransammlungen und Übergewicht bewirken. Den bitteren und
herben Geschmack brauchen beide Doshas, Erbsen, Hülsenfrüchte (bitte immer mit Asafoetida würzen!), bittere Salate und Gemüse sind günstig zum Dosha-Ausgleich.

GEMÜSE	Alfalfasprossen, Artischocken, Bittermelone, Blumenkohl, Brokkoli, Gurken, Karotten, Maiskölbchen, Mungsprossen, Paprika (rot und grün), Rosenkohl, rote Bete, Selleriestange, Weißkohl
HÜLSENFRÜCHTE	Erbsen, Kichererbsen, Kidneybohnen, Mungbohnen, Sojaprodukte, Tofu, Urid Dal (weiße Linsen)
GETREIDE	Gerste, Hafer, Reis (Basmatireis, brauner Reis, Rundkornreis), Weizen
NÜSSE UND SAMEN	Edelkastanien, Kürbiskerne, Pinienkerne, Sonnenblumenkerne, Walnüsse
OBST	Äpfel (herb), Beeren (alle Sorten), Kirschen, Mirabellen, Trauben, Trockenobst
ÖLE	Ghee, Maiskeimöl, Olivenöl, Rapsöl, Sonnenblumenöl
MILCHPRODUKTE	Butter (ungesalzen), Frischkäse, Magermilch (Kuh, Schaf, Ziege), Sojamilch
TIERISCHE PRODUKTE	Eiweiß vom Ei, Huhn, Pute, Seefisch
GEWÜRZE	Bärlauch (frisch), Dill, Eisenkraut, Estragon, Fenchel, Gewürzkardamom, Kardamom, Koriander (Körner und frisch), Kolonji (schwarze Zwiebelsamen), Kümmel, Kurkuma, Muskatblüte, Minze, Oregano, Rosmarin, Senfkörner, Zimt
SÜSSUNGSMITTEL	Apfeldicksaft, Honig (kalt geschleudert), Reissirup
GETRÄNKE	Hibiskustee, Gemüsesaft, Preiselbeersaft, Weizengrassaft, Wasser (still, lauwarm)

So beginnen Sie

Wir möchten Ihnen für die kommenden Tage ein kleines Trainingsprogramm empfehlen. Sie schulen und sensibilisieren damit die Wahrnehmung von Geschmack, Hunger- und Sättigungsgefühl. Je besser diese Signale nämlich funktionieren, desto leichter können Sie Ihr Körpergewicht steuern.

Hungergefühl erkennen

Heißhunger, Hunger und Appetit sind schwer auseinander zu halten. Im Ayurveda ist es von grundlegender Bedeutung, dass Sie nur dann essen, wenn Sie wirklich Hunger haben. Denn nur dann ist Agni auch wirklich kräftig genug, um die Nahrung restlos zu verdauen.
Halten Sie zwischen den Mahlzeiten fünf bis sechs Stunden Abstand (auch wenn es Ihnen schwer fällt)! Danach ist Ihr Magen leer.
Zwischen den Mahlzeiten trinken Sie schluckweise und langsam heißes Wasser (die Heißwasser-Kur ist auf Seite 46 beschrieben). Wie steht es nun mit dem Hun-

Nehmen Sie den Hunger bewusst wahr

gergefühl? Vielleicht »knurrt« der Magen und Sie haben wirklich ein leeres Gefühl in der Magengegend. Vielleicht hatten Sie aber auch nur Appetit auf eine Nascherei? Appetit bedeutet oft Lust auf etwas Bestimmtes oder Gewohntes, zum Beispiel auf das tägliche Stück Kuchen oder den abendlichen Joghurt.
Gesunder Appetit heißt aber, dass Sie die Bedürfnisse Ihres Körpers kennen und wahrnehmen! Der Körper wird signalisieren, was er gerade an Nährstoffen braucht. Heißhungerattacken sind oft von Unterzucker im Blut »diktiert«.

Naschen hat meist andere Gründe als Hunger oder gesunden Appetit. Finden Sie die Ursachen heraus

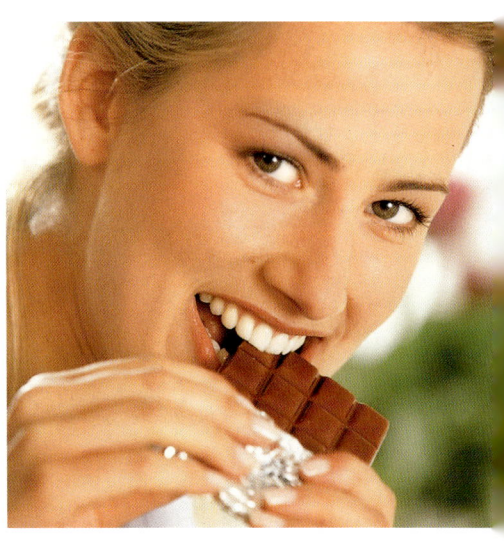

**Heißhunger-
attacken
vermeiden**

Dazu kann es kommen, wenn zu viel oder zu häufig Süßes gegessen wird. Dadurch schnellt nämlich der Blutzuckerspiegel hoch, was die Bauchspeicheldrüse zu einer kräftigen Insulinausschüttung anregt. Das Insulin wiederum bewirkt, dass der Blutzucker sehr schnell bis auf den unteren Normalwert oder sogar darunter fällt. Heißhunger ist das Ergebnis. Durch die Ayurveda-Ernährung geht der Heißhunger zurück, weil Sie dem Körper alles geben, was er braucht.

Langsam essen, gut kauen

Kauen Sie in den nächsten Tagen nach dem Essen einen halben Teelöffel geröstete Fenchel- und Koriandersamen (drei Minuten in einer Pfanne trocken anrösten). Langsam und sorgfältig kauen! Achten Sie auf den Geschmack. Mit jedem Tag werden Sie den Fenchel und Koriander deutlicher schmecken.

Trainieren Sie langsames Kauen! Kauen Sie jeden Bissen, bis er vollständig zerkleinert ist. Dadurch wird die Nahrung angewärmt, der Speichel liefert ausreichend Verdauungsenzyme und die weitere Verdauung wird erleichtert.

Gleichzeitig befriedigen Sie auch den süßen Geschmack, weil alle Kohlenhydrate – besonders Brot – nach längerem Kauen süß schmecken. Sie fühlen sich schneller satt und können leichter aufhören zu essen.

Agni stärken, Ama lösen

Mehr als auf einen schnellen Abnehm-Effekt kommt es auf die Entschlackung und Stärkung des Verdauungsfeuers an. Mit Entschlackung ist der Abbau von Ama in Ihrem Körper gemeint.

**Entschla-
ckung und
eine gute
Verdauung
sind wichtig
für das Ab-
nehmen**

So lösen Sie Ama und stärken Agni

● entschlackende Lebensmittel
● regelmäßig heißes Wasser über den Tag verteilt trinken
● Verdauungsleistung verbessern, um der Entstehung von Ama vorzubeugen
● Aktivität, Bewegung, Selbstmassage
● am Abbau von emotionalen Schlacken arbeiten durch Yoga, Atemübungen, Meditation

Ama blockiert den Weg der Nährstoffe ins Gewebe und behindert Abbau und Abtransport überschüssiger Substanzen. Sie brauchen ein starkes Verdauungsfeuer, weil es den Schlackenabbau beschleunigt und die Verdauungsleistung verbessert. Eine gute Verdauung und ein regelmäßiger Stuhlgang sind notwendig, um den Körper wirklich von innen zu reinigen.

Trinken hält gesund

Von der Heilkraft reinen Wassers ist häufig zu lesen. Wasser trinken ist bei Ayurveda schon immer ein wichtiges Mittel zur Gesunderhaltung gewesen. Darüber hinaus wird das Trinken von heißem Wasser als therapeutische Anwendung eingesetzt, um den Körper von innen zu reinigen. Außerdem sensibilisieren Sie damit Ihre Geschmackswahrnehmungen, weil die Geschmacksknospen auf der Zunge gereinigt werden.

Es ist eine verblüffend einfache, aber sehr wirkungsvolle Methode. Kochen Sie das Wasser 20 Minuten, so wird es reiner und weicher. Bei sehr hartem Wasser sehen Sie nach dem Kochprozess eine weiße Kalkschicht auf dem Topfboden. Wenn Sie Quellwasser haben, brauchen Sie es nur heiß zu machen.

Das beste Getränk: heißes Quellwasser

Heißwasser-Trinkkur

Trinken Sie bitte über den Tag verteilt:

▶ Nach dem Aufstehen: 1 große Tasse heißes Wasser mit 1 TL Honig und dem Saft einer halben Zitrone mischen und in langsamen Schlucken trinken. Dieses Getränk wird im Entschlackungsprogramm Limpani genannt. Der Honig muss »alt«, das heißt mindestens ein halbes Jahr alt sein, weil er dann zwar noch süß, aber jetzt mehr herb, erhitzend und entschlackend, also Kapha senkend ist. Kaufen Sie den Honig beim Imker ein, und legen Sie einen Vorrat an!

▶ Tagsüber: Ingwerwasser trinken. Ingwer ist eines der besten Mittel zur Agni-Steigerung! Wenn Sie zu Hitzewallungen neigen, sollten Sie es allerdings nicht trinken, da es sehr erhitzend wirkt.

Limpani wird mit Zitronensaft und Honig hergestellt.

So bereiten Sie Ingwerwasser zu

Ingwerwurzel schälen, in kleine Stifte schneiden. 1 TL in eine Thermoskanne geben und mit kochendem Wasser aufgießen, 15 Minuten ziehen lassen. Nicht abgießen, das Aroma wird immer intensiver. Über den Tag verteilt schluckweise trinken, am besten jede halbe Stunde.

▶ Vor dem Schlafengehen:
1 Messerspitze Kurkuma in einer Tasse warmes Wasser auflösen und trinken. Kurkuma bindet Giftstoffe im Darm.
Führen Sie die Heißwasser-Trinkkur zunächst zwei Wochen lang durch. Sie werden verblüfft sein, wie gut Ihnen dies bekommt!

Die Verdauung in Schwung bringen

Regelmäßiger Stuhlgang sagt noch nichts darüber aus, ob die Verdauung auch wirklich in Ordnung ist. Wenn Sie Ihren Körper von Ama befreien, werden viele Schlacken, Giftstoffe, Säuren aus den Geweben freigesetzt, die abtransportiert und über Darm, Blase und Haut ausgeschieden werden. Es ist ein intensiver Reinigungsprozess, für den viel Energie und Verdauungskraft benötigt wird. Darum sind jetzt eine nicht belastende einfache Ernährung und eine geregelte Verdauung so wichtig, damit sich der Körper wirklich von innen reinigen kann.
Zeichen guter Verdauung sind:
● täglicher Stuhlgang, gut geformt und dunkelbraun
● keine oder seltene Blähungen, Gas- und Fäulnisbildung
● gute Immunabwehr
● stabiles Körpergewicht
● körperlich-geistige Vitalität

Eine gute Verdauung ist Reinigung von innen

Wenn Sie nicht täglich mindestens einmal Stuhlgang haben, leiden Sie aus Sicht von Ayurveda unter Verstopfung! Die Verdauungsreste des Vortages sollten täglich ausgeschieden werden.
▶ Pitta-Naturen haben mit der Verdauung am wenigsten Probleme. Sie läuft eher zu schnell ab, was sich auch an der Neigung zu Durchfall zeigt.
▶ Kapha-Menschen haben konstitutionell ein schwaches Verdauungsfeuer und eine träge langsame Verdauung.
▶ Vata neigt zu unregelmäßigem Stuhlgang oder zu Verstopfung infolge Trockenheit im Darm. Oder weil Stress und Nervosität die Verdauung blockiert. Bewegungsmangel, lange Bettruhe, Flüssigkeitsdefizit, bestimmte Medikamente tragen ebenfalls zu Verstopfung bei.
Um eine Verstopfung langfristig zu beheben, muss auf die spezielle Konstitution geachtet werden. Bei träger Kapha-Verdauung hilft:
● Triphala-Churna (Seite 85)
● 1 EL Rizinus-Öl am Morgen und mit Zitronenwasser nachspülen
● viel warmes (Ingwer-)Wasser trinken
● Rote-Bete-Saft
● ballaststoffreiche Nahrung
● Stoffwechseltees
● Einläufe

Verdauung und Konstitution

WICHTIG

Wenn Sie unter hartnäckiger, andauernder Verstopfung leiden, ist es empfehlenswert, sich von einem ayurvedischen Arzt oder Therapeuten beraten zu lassen.

● Reduzierung von Kaffee (Kaffee fördert zwar die Wasserausscheidung, kann aber durch übermäßige Austrocknung des Darms zur Verstopfung beitragen.)
● Zeit nehmen für den Stuhlgang!

Fasten

Fasten Sie keineswegs, nur um schnell abzunehmen. Fasten ist grundsätzlich gut für Körper und Geist, aber es ist nicht sicher, ob Ihr Körper wirklich mit einer raschen Gewichtsabnahme reagiert. Wenn Agni schwach ist und Ama im Gewebe Blockaden bildet, werden Fette und Schlacken nur mühsam und langsam abgebaut. In unserem Programm empfehlen wir Ihnen Fasten nicht, weil gezielte Entschlackung und die Kräftigung von Agni im Vordergrund stehen. Agni könnte durch Fasten noch weiter geschwächt werden.

Die indische Ernährungslehre rät aber dazu, regelmäßig einen Tag in der Woche zu fasten, nur warmes Wasser bzw. Ingwerwasser und Tees zu trinken oder eine entschlackende Suppe zu essen. Sie werden sehen – solch ein Fastentag reinigt und kräftigt Körper und Geist!

Zum Abnehmen brauchen Sie nicht zu fasten

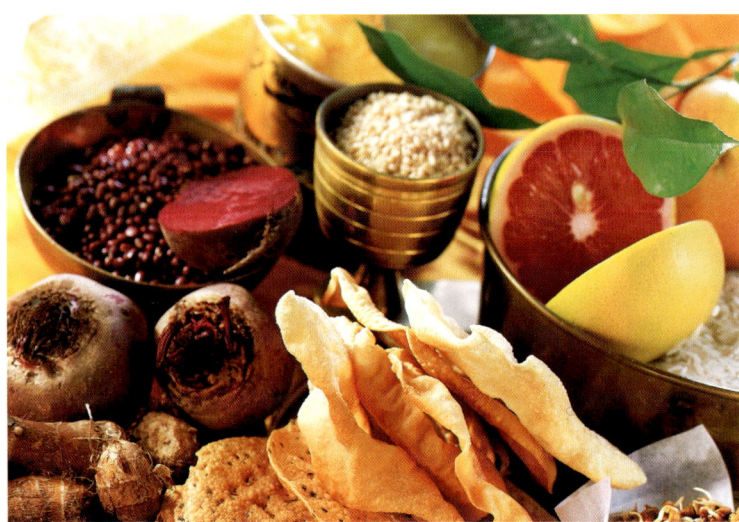

Diese Nahrungsmittel sind entschlackend.

Entschlacken Sie!

Mit einer entschlackenden Ernährung sorgen Sie für die Entlastung des Darms. Dadurch verbleibt mehr Energie für den Reinigungsprozess. Schlacken und Fett werden abgebaut, Agni wird angeregt.

Für entschlackende Rezepte finden Sie im Rezeptteil viele Anregungen – sie gehen einfacher und schneller, als Sie denken!

Reine Nahrungsmittel verwenden

Reine Nahrung sind frische und möglichst naturbelassene Produkte. Dies sind Lebensmittel im wirklichen Sinn. Alle frisch zubereiteten und leicht verdaulichen Speisen, ungespritzte Gemüse und Früchte, frisch gepresste Säfte, natürliche Süßungsmittel, frische Milch und Ghee gehören dazu. Nach Ayurveda enthalten diese Lebensmittel einen hohen Anteil an Prana, der Lebenskraft.

Frische und naturbelassene Nahrungsmittel verwenden

Diese Ernährungsweise hilft zu entschlacken

12 Regeln zum Entschlacken

- Frische Mahlzeiten zubereiten.
- Warmes und leichtes Essen in Form von Suppen, Gemüse, Getreide bevorzugen.
- Gemüse schonend und bissfest zubereiten.
- Salate überwiegend durch Gewürze »anwärmen«.
- Nur frisches, reifes Obst essen.
- Empfohlen werden Bohnen, Linsen und Hülsenfrüchte, die mit verdauungsfördernden Gewürzen zubereitet sind. Am leichtesten verdaulich ist Mung-Dal (halbierte gelbe Linsen).
- Nüsse und Samen nur in kleinen Mengen verzehren.
- Fette und Öle in geringen Mengen verwenden, Ghee bevorzugen.
- Süßungsmittel (in kleinsten Mengen) sind erlaubt in Form von Rohrohrzucker, Ahornsirup, Apfel-Birnendicksaft, Reissirup, kaltgeschleuderter Waldhonig. Weißen Zucker streichen!
- Milchprodukte verschleimen und sollten während eines Entschlackungsprogramms weggelassen werden. Evtl. Sojamilch, Ziegen- oder Schafmilchjoghurt verdünnt und mit Gewürzen verzehren.
- Ganz weglassen: Tiefgefrorenes, sehr kalte Speisen und Getränke, fermentierte Nahrungsmittel wie Essig, Käse oder Alkohol.
- Je frischer die Produkte sind, desto besser. Obst und Gemüse der Saison einkaufen, ökologisch angebaute Lebensmittel aus der Region bevorzugen.

WICHTIG

Alte verkochte Speisen, Dosenprodukte, denaturierte Nahrungsmittel, Tiefkühlkost, Mikrowellen- und Schnellgerichte bitte vom Speiseplan streichen.

Einwöchiges Entschlackungsprogramm

Dieses einwöchige Programm ist einfach durchzuführen. Die entschlackende Ayurveda-Ernährung ist keine Diät, vielmehr ernähren Sie sich mit ihr gesund und vollwertig. Die Gerichte sind leicht zu kochen, und an den nahrhaften Suppen können Sie sich satt essen. Für die Zubereitung benötigen Sie etwa eine halbe Stunde.

Arbeit ist kein Hinderungsgrund Auch wenn Sie arbeiten, lässt sich die Entschlackungswoche durchführen. Sie sparen morgens Zeit, wenn Sie alle Zutaten am Vorabend herrichten. Kochen Sie die Suppe frisch (nur wenn es nicht anders möglich ist, am Vorabend). Die Suppe können Sie problemlos in einer Thermoskanne abgefüllt zur Arbeit mitnehmen. So haben Sie eine warme Mittagsmahlzeit. In einer zweiten Thermoskanne halten Sie heißes Wasser bereit.

Alle Rezeptangaben finden Sie im Kapitel 4, Seite 87–89.

Besorgen Sie sich im Bioladen oder Reformhaus:

- Honig alt (evtl. beim Imker)
- Sauerkraut-, Rote-Bete-Saft
- Sojamilch
- rote halbierte Linsen, grüne Mungbohnen
- Weizengrassaft, Petersiliensaft
- Reis- oder Maiscracker

Im Asialaden oder Ayurveda-Versand:

- Bockshornkleesamen
- Papaddam (Seite 89)
- Gewürze
- Gewürzmischungen (Kapha-Churna, Trikatu, Triphala-Churna, Seite 84f.)

Werfen Sie Ihren Ballast über Bord!

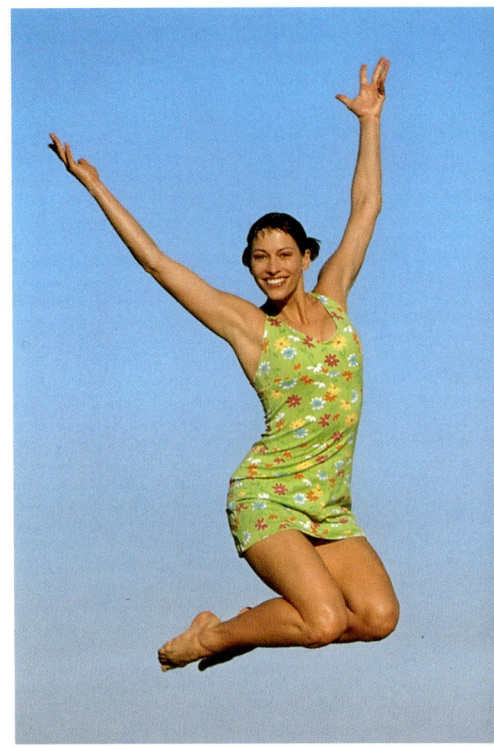

So führen Sie das Entschlackungsprogramm durch

TÄGLICHE GETRÄNKE

▶ Nach dem Aufstehen und vor dem Schlafengehen trinken Sie eine große Tasse (ca. 1/4 Liter) Limpani: Saft von 1/2 Zitrone mit 1 TL Honig verrühren, heißes Wasser aufgießen, langsam trinken.

▶ Nachmittags, am besten um 16 Uhr, 200 ml Sauerkrautsaft trinken.

▶ Am 5., 6. und 7. Tag vor dem Schlafengehen zusätzlich zu Limpani 1 TL Triphala-Churna mit 1 Glas warmes Wasser mischen und trinken. Triphala wirkt mild abführend und stärkt darüber hinaus das Immunsystem.
Bitte achten Sie an allen Tagen auf eine gute Verdauung!

TAG 1, 3 UND 5 – REISSUPPENTAGE

▶ Über den Tag verteilt alle 30 Minuten 1 Tasse heißes Wasser (100 ml) schluckweise trinken.

▶ Frühstück: 1 Schüssel Reissuppe

▶ 10 Uhr: 200 ml Rote-Bete-Saft

▶ 12.30 Uhr: 1 Schüssel Reissuppe mit 1 Msp. Trikatu

▶ 18.30 Uhr: 1 Schüssel Reissuppe und 2 Stück geröstete Papaddam
Am Tag 3 einen Abführtag einlegen: Unmittelbar nach dem Aufstehen 2 EL Rizinus-Öl mit Zitronensaft, etwas Ingwerpulver und warmem Wasser mischen und trinken. Eventuell Zitronenwasser nachtrinken. Die Wirkung des Rizinusöls tritt in der Regel innerhalb der nächsten zwei Stunden ein.

TAG 2, 4 UND 6

▶ Über den Tag verteilt Ingwerwasser trinken (Zubereitung siehe Seite 46).

▶ Frühstück: 1 Stück Obst: herber Apfel, rosa Grapefruit, Granatapfel, Pfirsich, je nach Jahreszeit und Angebot.

▶ 10 Uhr: 1 kleine Tomate mit Kapha-Churna bestreut oder 5 Radieschen oder 50 g Bockshornkleesprossen oder Weizengrassaft

▶ 12.30 Uhr: 1 Schüssel Mandasuppe mit 1 Msp. Trikatu; alternativ: Villepy-Suppe

▶ 18.30 Uhr: 1 Schüssel Mandasuppe und zwei Stück Reiswaffeln; alternativ: Villepysuppe

TAG 7

Wenn Sie den siebten Tag auf das Wochenende verlegen, können Sie die Gerichte in aller Ruhe kochen und die Entschlackungswoche mit Genuss beenden.

▶ Frühstück: Kompott von Trockenobst

▶ 12.30 Uhr: 1 Schüssel Gemüsesuppe und Kichadi. Dazu: 1 Tasse warmes Wasser mit einer Msp. Trikatu vermischt trinken.

▶ 16 Uhr: Apfelringe gedünstet aus einem herb/sauren Apfel

▶ 18.30 Uhr: 1 Schüssel Gemüsesuppe
Ab dem achten Tag gehen Sie über zur Kapha reduzierenden Ernährungsweise. Viele leckere Rezepte finden Sie in Kapitel 4. Das Trinken von heißem Wasser sollten Sie aber unbedingt beibehalten.

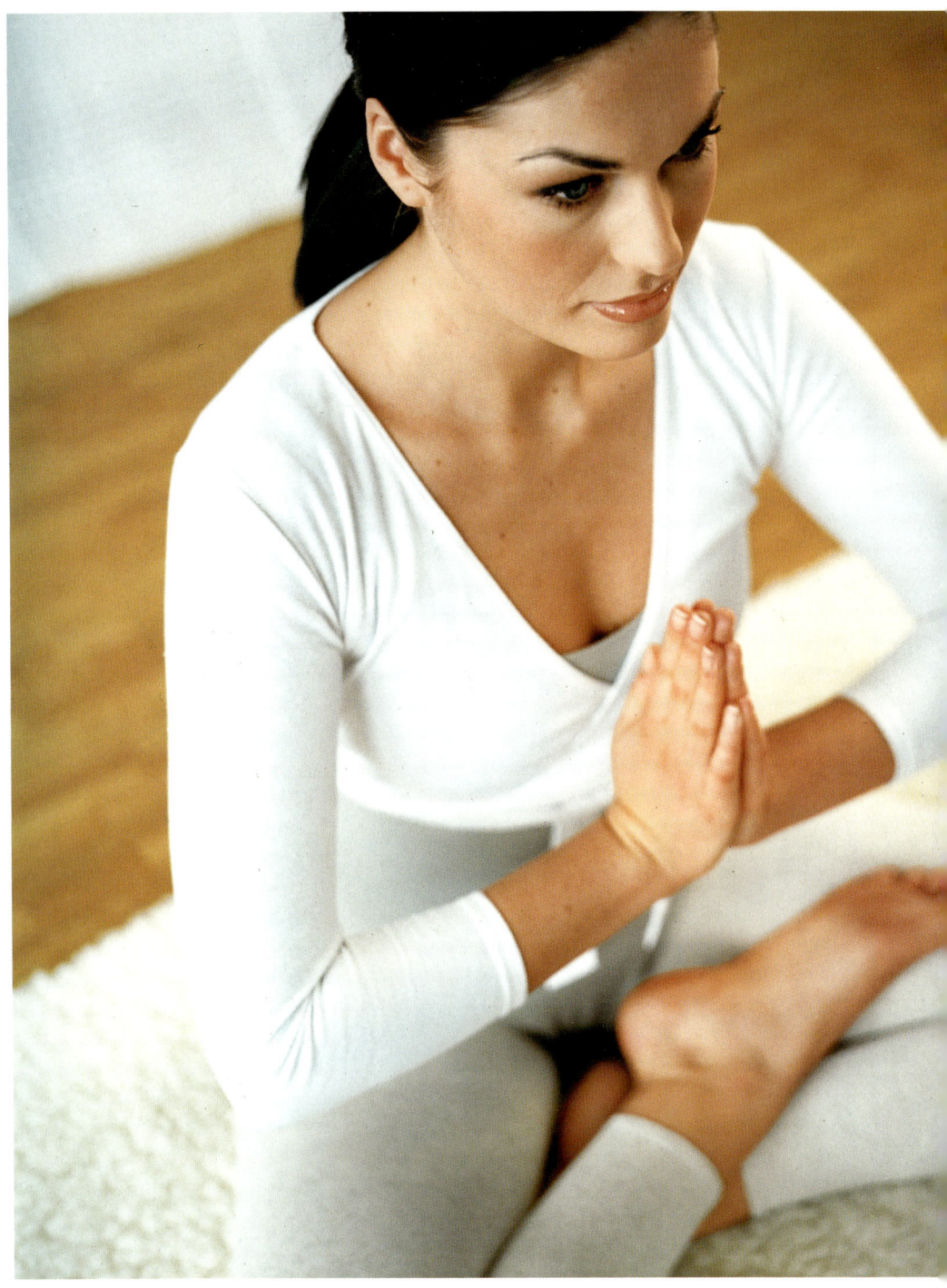

Das Ayurveda-Gesundheits-programm

Auf den folgenden Seiten erfahren Sie eine Fülle an Möglichkeiten, wie Sie ergänzend
zur Ernährung durch gezielte
Übungen und Maßnahmen Ihr
Kapha-Ungleichgewicht ausbalancieren und dabei das
Übergewicht abbauen können.
Es sind Methoden, mit denen
Sie selbst für mehr Wohlbefinden, Gesundheit und Lebensfreude sorgen. Einzige Voraus-
setzung: Ihre Bereitschaft,
aktiv zu werden!

Dem Körper Gutes tun

Erlangen Sie Ihr Gleichgewicht wieder

Bevor es ans Kochen geht, möchten wir Ihnen zeigen, was Sie neben der Umstellung Ihrer Ernährungsweise noch tun können, um Ihr natürliches Gleichgewicht wieder zu erlangen oder aufrechtzuerhalten. Dazu erinnern wir uns, welche Kriterien im Ayurveda für Gesundheit, Harmonie und Wohlbefinden wichtig sind:

- Gleichgewicht der Doshas
- ein kräftiges Agni
- gute Sinnesfunktionen
- Gefühl der Zufriedenheit und psychische Stabilität
- Beachtung ethischer Werte
- Rückbesinnung auf sich selbst

Übergewicht zeigt an, dass ein oder mehrere Doshas aus dem Gleichgewicht geraten sind und sich Kapha-Dosha vermehrt und angesammelt hat. Kapha steht im Leben für Stabilität und Sicherheit, fördert andererseits jedoch das Festhalten am Gewohnten – und am Körpergewicht.
Kapha zu reduzieren bedeutet, Vata und Pitta mehr Raum zu geben: körperlich, seelisch und geistig. Vata bringt den Wind der Veränderung und Pitta die anfeuernden Impulse. Geben Sie diesen beiden Doshas in Ihrem Leben (wieder) mehr Gewicht! Gönnen Sie sich Bewegung, Leichtigkeit, Sonne und Wärme.

Bewegen Sie sich

Um überflüssiges Fettgewebe zu verbrennen, ist ein starkes Agni erforderlich. Darum brauchen Sie neben der geeigneten Ernährungsweise regelmäßige körperliche Bewegung. Nehmen Sie sich täglich dafür Zeit, es wird sich lohnen.
Körperübungen und sportliche Aktivitäten an der frischen klaren Luft sind besonders gut für Sie. Ein Spaziergang am Morgen – oder der Weg zur Arbeit – mit bewusster tiefer Atmung tankt Sie für den Tag auf.
Oder lockern Sie sich zu Hause bei offenem Fenster auf:
Fünf Minuten sanft auf der Stelle laufen, dabei federnd und weich auf den Fußballen hüpfen, Kniegelenke und Knöchel locker lassen. Damit halten Sie nicht nur Ihre Beingelenke elastisch, sondern regen Atmung und Kreislauf enorm an.
Jeden Tag 20 Minuten flottes Spazierengehen steigert Agni nach-

So tanken Sie Sauerstoff

haltiger als ein einmaliges wöchentliches Krafttraining. Wenn Sie sich für ein Fitnessprogramm entscheiden, ziehen Sie es bitte nicht verbissen und mit dem unbedingten Gefühl durch, nur so den Kampf mit den Pfunden gewinnen zu können. Leistungsdruck bekommt Ihnen nicht: Er löst höchstens Frustrationsgefühle aus und birgt die Gefahr unkontrollierten Naschens in sich!

TIPP!
Folgende Sportarten empfiehlt Ayurveda besonders, weil sie gut geeignet sind, ein Kapha-Übergewicht zu reduzieren: Ball- und Bewegungsspiele wie Tennis, Federball, Aerobic, Trampolinspringen, Laufen, Tanzen.

Üben Sie die Sportarten und Aktivitäten aus, die Ihnen wirklich Freude machen. So fällt Ihnen jedes Bewegungsprogramm viel leichter. Es sollte auch keinen großen Aufwand kosten, sonst ist der Eifer schnell wieder vorbei. Vor allem aber sollen Lebensfreude und Vergnügen zum Ausdruck kommen.

Gehen Sie in die Sauna

Kapha-Übergewicht kann man sehr gut mit der austrocknenden Eigenschaft von Hitze und mit Schwitzen begegnen. Ein regelmäßiger Saunabesuch ist besonders in den kalten Monaten von großem Nutzen.

Trinken Sie vor dem Saunagang heißes Ingwerwasser (in der Thermoskanne mitnehmen), danach schwitzen Sie umso besser. Führen Sie eine Trockenmassage durch, bevor Sie in die Saunakabine gehen. So werden Sie über die Haut jede Menge an Schlacken und Giftstoffen ausscheiden.

Bei Bluthochdruck oder Kreislaufbeschwerden ist der heiße Saunabesuch allerdings nicht zu empfehlen!

Entschlackung durch Schwitzen

Massage

Sich selbst eine angenehme Massage zu gönnen, gehört zum unentbehrlichen Ayurveda-Morgenritual. Vielleicht kennen Sie die wohltuenden Massagen mit angewärmtem Sesamöl, die bei Stress- und Erschöpfungszuständen, typischen Vata-Symptomen, überaus entspannend sind. Bei Übergewicht ist eine Ölmassage aber weniger gut geeignet.

Besser und viel wirksamer ist dagegen eine Trockenmassage, die Sie jeden Morgen vor dem Duschen oder Baden durchführen sollten.

Trockenmassage

Mit einer Trockenmassage regen Sie Hautdurchblutung, Kreislauf und Stoffwechsel intensiv an, Sie entschlacken insgesamt besser und wirken der Zellulitis entgegen. Wasseransammlungen im Gewebe werden sanft abtransportiert und über die Lymphwege ausgeleitet.

Im Ayurveda wird diese Massage üblicherweise mit Rohseide-Handschuhen durchgeführt. Zu Hause können Sie ebenso gut eine Massagebürste oder einen Massagehandschuh verwenden. Die Massage dauert höchstens fünf Minuten, der Effekt hält aber den ganzen Tag an! Führen Sie kräftige Streichbewegungen von unten nach oben aus. Unge-

Mit Trockenmassage vital und frisch in den Tag

fähr 10–20 Striche je Körperregion reichen anfangs, später steigern Sie die Massage langsam bis auf 30–40 Striche.

▶ Beginnen sie mit dem rechten Bein. Massieren Sie Fußsohle und Fußrücken. Unterschenkel mit langen Strichen nach oben massieren, ebenso die Oberschenkel. Vorsicht bei Krampfadern oder Besenreisern! An den Kniegelenken führen Sie kreisende Bewegungen aus. Mit dem linken Bein genauso verfahren.

▶ Po und Hüften kräftig mit kreisenden nach oben gerichteten Bewegungen bearbeiten. Den Bauch im Uhrzeigersinn massieren; das unterstützt die Darmbewegungen, da der Darm auch in dieser Richtung verläuft.

▶ Den rechten Arm massieren, am Handrücken ansetzen. Unter- und Oberarm mit kräftigen Streichbewegungen in Richtung Schulter massieren. Dasselbe mit dem linken Arm wiederholen.

▶ Die Nackenpartie nach unten in Richtung Schultergelenk massieren und ausstreichen.

▶ Noch einmal den Bauch mit kräftigen Strichen nach oben hin massieren, weiter in Richtung Brustkorb bis zum Hals, sanft die Brust umkreisen.

▶ Die Achselhöhlen in Richtung Brustmitte ausstreichen.

Im Anschluss gönnen Sie sich eine warme Dusche.

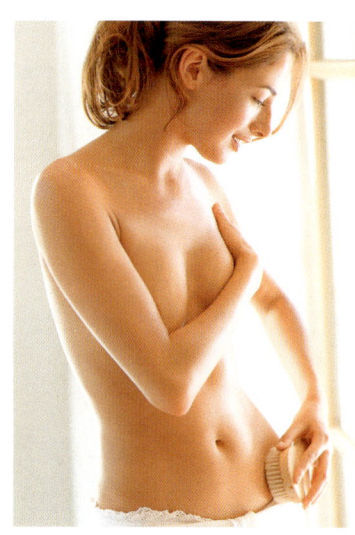

Spüren Sie, wie gut und vital sich Ihr Körper nach einer anregenden Trockenmassage anfühlt!

Fußmassage

Stimulation
der Fußre-
flexzonen

An den Füßen befinden sich Reflexzonen, mit denen alle Körperorgane stimuliert werden können und der Energiefluss angeregt wird. Auch Ayurveda empfiehlt die Massage der Füße, denn dort befinden sich wichtige Vitalpunkte. Die Massage ist einfach durchzuführen und stimuliert Stoffwechsel und Verdauung.

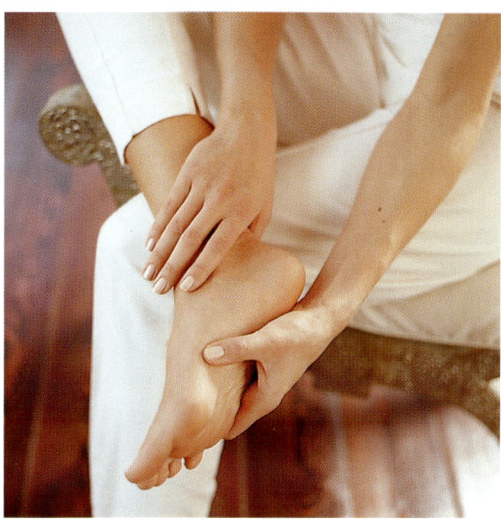

▶ Setzen Sie sich auf einen Stuhl oder auf den Boden. Sorgen Sie für eine bequeme Sitzhaltung, legen Sie den Fuß am Oberschenkel so ab, dass Sie auf die Fußsohle schauen können. Umfassen Sie den Fuß mit beiden Händen, die Daumen liegen nebeneinander an der Fußsohle.

▶ Nun drücken Sie beide Daumen kräftig in den Fuß, beginnend an der Ferse und wandern nach oben bis unterhalb der Zehen. Gehen Sie zentimeterweise vor, halten Sie den Druck jeweils etwa zwei Sekunden. Noch zweimal wiederholen.

▶ Zehen zwischen Daumen und Zeigefinger nehmen, von unten nach oben wandern und kräftig drücken. Bei der Großzehe beginnen.

▶ Mit den Fingern zwischen die Zehen greifen, die Zehenzwischenräume und die »Schwimmhäute« kräftig ausstreichen.

▶ Die Furchen zwischen den Mittelfußknochen mit den Fingern ausstreichen, dabei liegt der Daumen auf der Fußsohle und die Finger auf dem Fußrücken. Zu den Zehen hin streichen, mehrmals wiederholen. Gut für den Kreislauf.

▶ Ferse mit einer Hand umfassen, der Daumen liegt auf der Fersen-Innenseite. Unterhalb der beiden Knöchel beginnen, mit Daumen und Fingern und sanftem Druck in Richtung Unterschenkel wandern, langsam und zentimeterweise vorgehen. Parallel zur Achillessehne sanft nach oben ausstreichen.

▶ Mit dem anderen Fuß genauso verfahren.

Nach der Massage können Sie Ihre Füße noch mit einer Öl-Einreibung verwöhnen.

Eine Fußmassage können Sie sehr gut selbst durchführen.

Yoga

Yoga ist eine der Säulen des Ayurveda. Je nach individueller Konstitution beziehungsweise vorherrschendem Dosha sind bestimmte Atem-, Körper- und Meditationsübungen angezeigt. Durch regelmäßige Ausübung von Yoga werden die inneren Heilkräfte aktiviert, der Stoffwechsel verbessert und stressbedingte Störungen abgebaut. Wir haben im Folgenden einige Yogaübungen für Sie zusammengestellt, die Kapha und damit Übergewicht reduzieren.

Alle angegebenen Übungen können Sie selbst zu Hause durchführen. Gehen Sie mit Bedacht vor, achten Sie auf Ihre Körperempfindungen, und steigern Sie die Übungszeiten langsam.

Stellen Sie sich ein tägliches Yogaprogramm zusammen

Nehmen Sie sich täglich mindestens zehn Minuten Zeit, denn die Regelmäßigkeit ist wichtig. Mit wachsender Erfahrung steigern Sie die Übungszeiten auf 20 bis 30 Minuten.

Die beste Zeit für die täglichen Yogaübungen ist morgens vor dem Frühstück, weil dann Vitalität und Beweglichkeit besonders wirksam angeregt werden. Abends sollten Sie nicht mit vollem Magen üben. Schließen Sie die Übungen immer mit einer Tiefenentspannung ab (Seite 67). Wenn Sie noch keinerlei Yoga-Erfahrung haben, ist es ratsam, sich von einer Yogalehrerin einweisen zu lassen.

Yogakurse gibt es auch in Ihrer Nähe

Körperstellungen – Asanas

Wir empfehlen Ihnen die folgenden Kapha-ausgleichenden Asanas zur täglichen Übung. Nehmen Sie sich Zeit und bringen Sie etwas Geduld auf, bald wird sich Ihr Körper leichter und geschmeidiger anfühlen. Der Verdauungstrakt und Agni werden angeregt.

Wenn Sie unter gesundheitlichen Problemen leiden, insbesondere unter Rückenbeschwerden, sollten Sie gegebenenfalls fachkundigen Rat einholen.

> **TIPP!**
>
> Zehn Minuten vor Beginn der Yogaübungen ein Glas heißes Wasser trinken. Das hilft dem Körper, warm zu bleiben. Lockern Sie sich vor den Asanas auf, zum Beispiel mit Hüpfen auf der Stelle. Beginnen Sie vorsichtig, überdehnen Sie den Körper auf keinen Fall.

Baum – Vriksasana

Die Baumübung (auch »Palme« genannt) regt die Atemtätigkeit an und trainiert Gleichgewichtssinn und Konzentration.

▶ Stellen Sie sich ganz aufrecht hin. Die Knie sind gelockert, die Beine etwa hüftbreit auseinander, und die Fußspitzen zeigen nach vorne.

▶ Ruhig atmen, den Boden unter den Fußsohlen spüren. Die Arme hängen locker nach unten, das Schultergelenk ist entspannt. Kopf und Hals bilden eine gerade Linie.

▶ Das Gewicht auf das linke Bein verlagern, das rechte Bein anheben. Becken etwas nach links schieben, um das Gleichgewicht zu finden.

Beginnen Sie Ihr Yogaprogramm mit dem Baum

▶ Die rechte Fußsohle an die Innenseite des Knies des Standbeins legen. Dabei gleichzeitig mit dem Standbein Gegendruck ausüben. Wenn die Probleme mit dem Gleichgewicht zu groß sind, können Sie auch den rechten Fuß quer über den linken Spann legen, so dass die Zehen nach rechts vorne zeigen.

▶ Richten Sie Ihren Oberkörper auf und atmen Sie ruhig ein und aus. Halten Sie das Gleichgewicht. Das fällt Ihnen leichter, wenn Sie einen Punkt ungefähr einen Meter vor Ihnen auf dem Boden fixieren.

▶ Die gestreckten Arme langsam seitlich anheben, dabei gleichzeitig einatmen. Die Arme seitlich der Ohren über den Kopf führen, bis sich die Hände berühren. Die Handflächen zusammenführen. Die Einatmung dauert bis zu diesem Moment. Kurz den Atem anhalten.

▶ Mit langsamer Ausatmung die Arme wieder in die Ausgangshaltung zurückbringen und die Fußsohle zum Boden bringen. Ruhig weiteratmen.

▶ Fahren Sie mit der anderen Seite fort, legen Sie also die linke Fußsohle an die Innenseite des rechten Knies beziehungsweise über den rechten Fußrücken. Wiederholen Sie diese Gleichgewichtsübung noch zweimal im Wechsel.

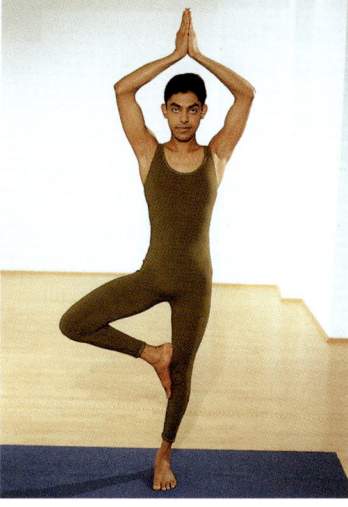

Die Baumstellung fördert Stabilität und Gleichgewicht, auch im übertragenen Sinn!

Vorwärtsbeugung im Stand – Uttanasana

Die Übung regt die Verdauungs-organe an, verbessert die Durch-blutung von Kopf, Bauch und Brustraum.

So regen Sie die Durch-blutung des Bauch-raums an

▶ Stellen Sie sich aufrecht hin, die Füße hüftbreit auseinander, die Fußspitzen zeigen nach vor-ne. Ruhig atmen, Schultern, Rücken und Gesäß lockern.

▶ Langsam ausatmen und gleichzeitig den geraden, ge-streckten Oberkörper nach vorne beugen (im Idealfall im rechten Winkel zu den Beinen), die Arme locker nach unten hängen lassen. Ruhig weiteratmen.

▶ Nun beugen Sie mit jeder wei-teren Ausatmung den Rücken, Wirbel für Wirbel. Beginnen Sie mit den Lendenwirbeln, beugen Sie dann Brust- und zuletzt die Halswirbelsäule, bis Sie mit den Fingern den Boden berühren können.

▶ Ruhig weiteratmen; versuchen Sie nun mit jeder Ausatmung, den Oberkörper und Kopf näher an die Beine heranzubringen. Ge-hen Sie behutsam vor.

▶ Umfassen Sie die Unterschen-kel oder die Fußgelenke. Wenn Sie sehr beweglich sind, können Sie die Fingerspitzen oder gar die Handflächen vor den Zehen auf den Boden ablegen.

▶ Verbleiben Sie eine halbe Mi-

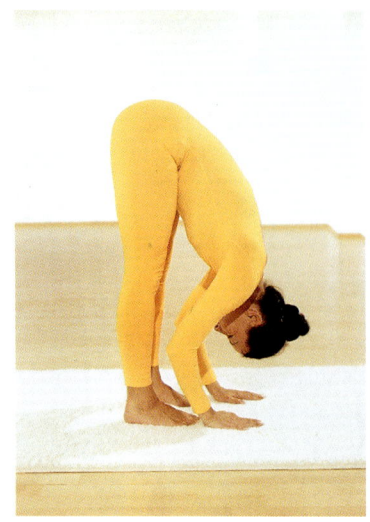

In der Vor-wärtsbeu-gung wer-den alle Bauchorga-ne und die Durchblu-tung des Kopfes an-geregt.

nute in dieser Haltung, atmen Sie bewusst in den Rücken und spüren Sie, wie er sich bei der Einatmung dehnt und weitet.

▶ Nun den Oberkörper langsam wieder aufrichten, jetzt begin-nend mit Kopf und Halswirbel-säule, dann Brust und Rücken, bis Sie sich wieder in der waag-rechten Haltung befinden.

▶ Bei der nächsten Einatmung richten Sie den Oberkörper wie-der auf und gehen in die Aus-gangshaltung zurück. Die Übung noch ein- bis zweimal wieder-holen.

> **WICHTIG**
> Die Vorwärtsbewegung im Stand bitte nicht bei Rückenbeschwerden oder Bluthochdruck ausführen.

Halber Sonnengruß – Ardha Surya Namaskar

Der Sonnengruß ist eine der bekanntesten Yoga-Übungen. Er ist besonders geeignet, die trägen Kapha-Energien anzuregen. Denn bei dieser Übung sind Sie in ständiger dynamischer Bewegung. Der Sonnengruß regt Atmung, Kreislauf und Verdauung an und wirkt sehr belebend. Daher führen Sie die Übungsfolge am besten morgens aus.
Es gibt verschiedene Variationen des Sonnengrußes. Wir stellen Ihnen den halben Sonnengruß vor, den Sie ohne Matte und fast überall (auch an Ihrem Arbeitsplatz!) ausführen können.

▶ Stellen Sie sich aufrecht hin, die Füße hüftbreit auseinander. Das Körpergewicht ruht gleichmäßig auf Ferse und Vorderfuß. Richten Sie das Becken auf, indem Sie die Muskeln des Beckenbodens anspannen.

▶ Legen Sie nun die Handflächen in der so genannten Grußhaltung aneinander (Stellung 1). Dabei sind die Unterarme in der Waagerechten, die Hände weisen senkrecht nach oben. Drücken Sie das Brustbein leicht nach vorne. Atmen Sie nun tief ein.

▶ Fingerspitzen nach unten drehen und mit der Ausatmung die Arme nach unten führen.

▶ Die gestreckten Arme anschließend mit der Einatmung im weiten Kreis seitlich über den Kopf führen. Strecken Sie die Brustwirbelsäule, so dass Sie in eine leichte Rückbeugung kommen. Den Kopf leicht in den Nacken legen und den Blick nach oben richten (Stellung 2).

▶ Mit der nächsten Ausatmung die Arme wieder über die Seiten nach unten führen. Die Knie ganz leicht beugen. Gehen Sie mit gestrecktem, geradem Oberkörper in die Vorwärtsbeugung (Uttanasana), wie es auf Seite 60 bereits beschrieben wurde. Legen Sie je nach Dehnungsfähigkeit der Muskeln an den Oberschenkelrückseiten die Hände um die Unterschenkel oder Fußgelenke beziehungsweise auf den Boden. Lassen Sie Ihren Kopf entspannt hängen (Stellung 3 auf Seite 62).

Stellung 1, die so genannte Grußhaltung.

Stellung 2 mit Streckung der Wirbelsäule.

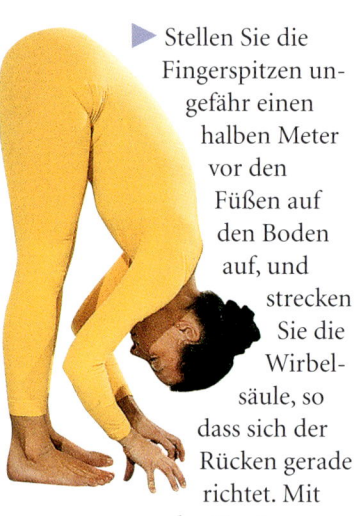

Stellung 3:
Wenn Sie
sehr beweg-
lich sind,
können Sie
die Finger
am Boden
ablegen.

▶ Stellen Sie die Fingerspitzen ungefähr einen halben Meter vor den Füßen auf den Boden auf, und strecken Sie die Wirbelsäule, so dass sich der Rücken gerade richtet. Mit der Einatmung mit dem Brustkorb nach vorne oben streben und den Kopf leicht anheben (Stellung 4). Schultern beckenwärts drücken und breiter werden lassen.

▶ Nun vollziehen Sie den bisherigen Bewegungsablauf in entgegengesetzter Richtung: Mit der Ausatmung Kopf und Rumpf entspannt hängen lassen und die Rückseite der Beine so weit wie möglich strecken. Hände an die Füße heranziehen (Stellung 3).

▶ Richten Sie sich mit möglichst geradem Rücken wieder auf, die Arme werden mit der Einatmung im weiten Kreis seitlich nach oben geführt. Strecken Sie die Brustwirbelsäule leicht nach hinten durch, und blicken Sie hoch zu Ihren Händen (Stellung 2).

▶ Mit der Ausatmung die Arme wieder im weiten Kreis seitlich nach unten führen. Nun die Ellbogen anheben und die Hände vor der Brust aneinander legen, wobei die Fingerspitzen nach oben weisen. Ganz aufrecht stehen, Becken aufrichten (Stellung 1). Bleiben Sie ein paar Atemzüge in dieser Haltung, und spüren Sie, wie sich Ihr Atem intensiviert hat. Steigern Sie allmählich die Anzahl der Durchgänge auf bis zu zwölf Mal. Wiederholen Sie dann den gesamten Bewegungsablauf ein paar Mal. Mit zunehmender Übung werden die Bewegungsabläufe flüssig und stimmen harmonisch mit der Atmung überein.

Den Sonnengruß sollten Sie nicht ausführen bei Rücken- oder Bauchproblemen (oder bei fortgeschrittener Schwangerschaft).

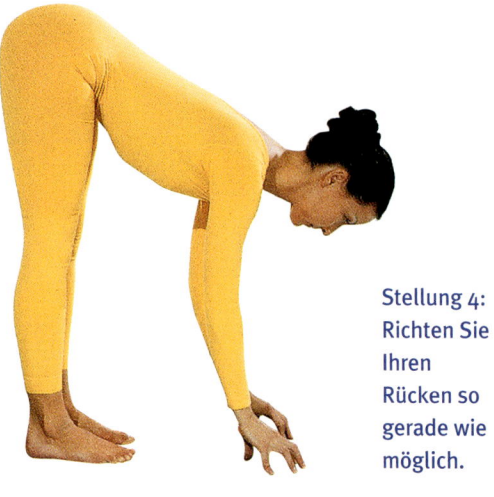

Stellung 4:
Richten Sie
Ihren
Rücken so
gerade wie
möglich.

Agnisara Kriya

Dieses Asana regt das Verdauungsfeuer intensiv an und hilft beim Schlackenabbau. Außerdem wirkt es darmreinigend.

So schüren Sie das Verdauungsfeuer

▶ Stellen Sie sich aufrecht hin, und stellen Sie die Beine in einem Abstand von etwa 80 cm seitwärts aus.

▶ Nun die Knie abwinkeln (etwa 45°), dabei aber Kopf und Brustkorb gerade halten, Becken und Gesäß locker hängen lassen. Die Hände oberhalb der Knie ablegen. Den Atem ruhig fließen lassen, dabei auf eine entspannte Körperhaltung achten.

▶ In der gleichen Haltung einatmen, beim Ausatmen die Bauchdecke anspannen und den Bauch einziehen. Beim Einatmen loslassen. Dreimal wiederholen.

▶ Tief ausatmen. Ohne wieder einzuatmen, die Bauchdecke kräftig und schnell einziehen und wieder loslassen (jeweils eine Sekunde), insgesamt dreimal. Beim vierten Loslassen einatmen und im normalen Rhythmus weiteratmen.

▶ Den Körper wieder in die normale Haltung zurückführen, noch einige Atemzüge ruhig stehen bleiben.

Bei täglicher Übung können Sie diese Yogaübung auf fünf bis sieben Sequenzen pro Übungseinheit steigern.

Halbe Kobra – Ardha-Bhujangasana

Die Kobra dehnt den Brust- und Bauchbereich, baut Fettpölsterchen an Hüften und Oberschenkeln ab, kräftigt die Rückenmuskulatur und regt die Nierenfunktion an.

▶ Nehmen Sie eine weiche Unterlage, und knien Sie sich darauf, die Fußrücken liegen auf dem Boden.

▶ Richten Sie sich auf, Rücken, Brustkorb und Kopf bilden eine gerade Linie. Die Arme hängen locker nach unten.

▶ Stellen Sie das Becken gerade, indem Sie es vom Steißbein her nach vorne und vom Bauch her nach hinten schieben (so vermeiden Sie ein Hohlkreuz).

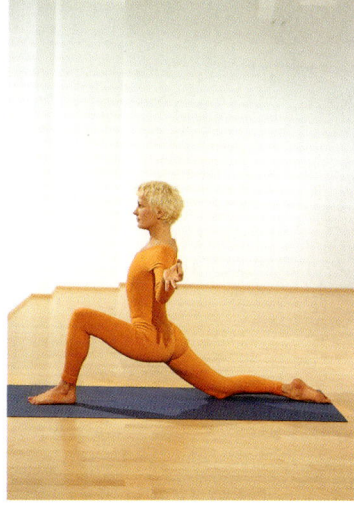

Die halbe Kobra im Stand – so wird das Verdauungsfeuer angefacht.

▶ Nun stellen Sie das rechte Bein nach vorne, der Winkel zwischen Ober- und Unterschenkel soll mehr als 90° betragen. Der Oberkörper bleibt gerade. Schultern nach hinten nehmen, Brustbein nach vorne drücken. Die Arme zur Seite strecken. Halten Sie das Gleichgewicht, während Sie ruhig ein- und ausatmen.

▶ Rutschen Sie mit Ihrem rechten Bein etwas nach vorne, mit dem linken Bein etwas zurück, so dass sich die Dehnung verstärkt. Schieben Sie nun das Becken bei der nächsten Ausatmung nach vorne. Einige Atemzüge in dieser Haltung bleiben. Dehnen Sie bewusst Ihren Körper vom Kopf über Nacken, Rücken, Oberschenkel bis zu den Zehen des rechten Fußes.

Die Dehnung erspüren

▶ Die Übung auflösen, indem Sie wieder den Kniestand einnehmen. Jetzt mit dem anderen Bein in gleicher Weise wiederholen. Im Anschluss machen Sie noch einen Durchgang auf jeder Seite.

Katze – Cakravakasana

Die Katze stärkt die Rückenmuskulatur, regt die Verdauungsorgane an und baut Fettpölsterchen an Taille, Bauch und Gesäß ab.

▶ Gehen Sie in den Kniestand, und stützen Sie sich dabei mit fast durchgestreckten Ellbogen auf den Handflächen auf (Vierfüßlerstand). Die Finger zeigen nach vorne. Arme und Oberschenkel sind senkrecht. Hände; Füße, Knie und Hände sind etwa hüftbreit auseinander.

▶ Mit der Ausatmung wölben Sie den Rücken stark nach oben (»Katzenbuckel«), den Kopf frei hängen lassen.

▶ Mit der Einatmung den Rücken nach unten biegen und gleichzeitig den Kopf aufrichten. Führen Sie diese Bewegung langsam und kontrolliert aus. Einige Male wiederholen.

Die Katze: Der Rücken sollte in einem harmonischen Bogen nach oben gewölbt sein.

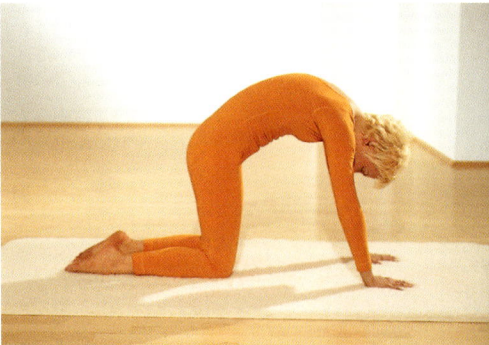

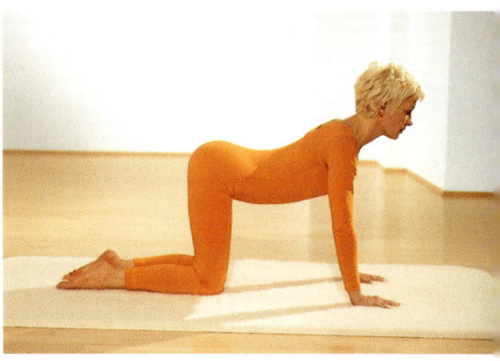

Halber Drehsitz – Ardha-Matsyendrasana

Diese Übung regt die Verdauungsorgane an und harmonisiert sie. Außerdem dehnt sie die Rückenmuskeln und fördert die Beweglichkeit des Brustkorbs und der Hüftgelenke.

▶ Sie sitzen aufrecht auf dem Boden. Das rechte Bein bleibt ausgestreckt, während Sie das linke Knie nahe zur Brust heranziehen. Führen Sie den rechten Arm um das linke Bein herum, so dass das Knie in der Ellbogenbeuge liegt. Die linke Hand stützen Sie hinter sich ab (1).

▶ Stellen Sie das linke Bein nun rechts neben dem rechten Knie ab (2). Den Fuß flach auf dem Boden lassen.

▶ Halten Sie Kopf und Rücken aufrecht. Richten Sie Ihr Becken auf, und atmen Sie von der Wirbelsäule her ruhig ein und aus. Beim Ausatmen bewegen Sie den Kopf nach links bis in Schulterhöhe, ruhig einige Atemzüge so sitzen, dann die Stellung langsam auflösen. Nun folgt die andere Seite.

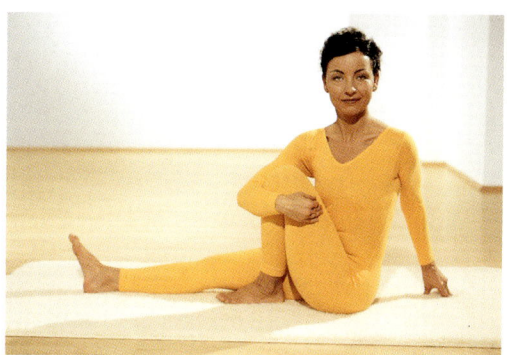

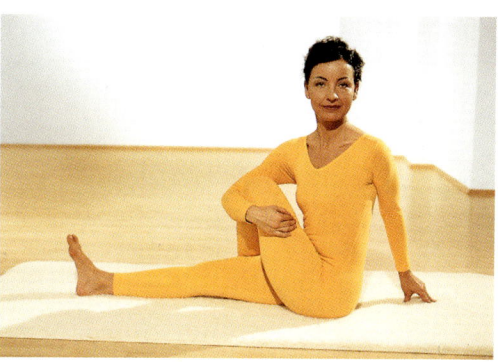

Halber Drehsitz (1 u. 2): Diese Übung regt die Verdauung an.

WICHTIG

Den Drehsitz sollten Sie nicht bei Kreuzschmerzen durchführen. Das Gleiche gilt, wenn Sie Probleme mit den Hüftgelenken haben.

Schulterbrücke – Dvipada pitham

Die Übung kräftigt die Rückenmuskulatur, fördert die Bauchdurchblutung und baut Fettpölsterchen in der Taille ab. Gute Ausgleichsübung nach der Vorwärtsbeugung.

▶ Legen Sie sich gestreckt auf eine weiche Unterlage, die Arme liegen neben dem Körper, die Handflächen zeigen nach oben. Lassen Sie den Atem ruhig fließen.

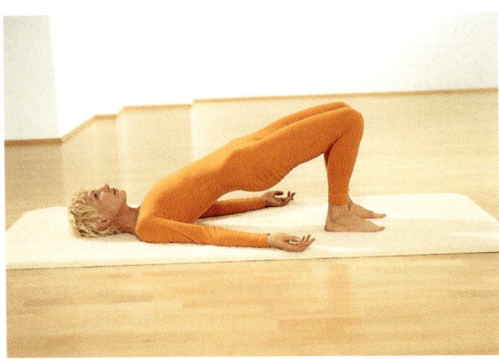

Die Schulterbrücke gilt im Yoga als Universalübung schlechthin.

▶ Winkeln Sie beide Beine an, führen Sie sie nahe an das Gesäß heran, und stellen Sie die Füße auf dem Boden ab. Die Knie berühren sich.

▶ Stemmen Sie Ihre Fußsohlen kräftig in den Boden, und heben Sie Gesäß und Rücken von der Unterlage ab. Das Gewicht ruht jetzt auf Schultern und Füßen.

▶ Atmen Sie eine Minute ruhig in den Bauch. Bleiben Sie in dieser Haltung.

▶ Gesäß und Rücken wieder langsam senken, Beine strecken und entspannen. Noch einmal wiederholen.

TIPP!

Wenn das Hochstemmen der Hüfte vom Boden schwer fällt, können Sie auch eine leichtere Übungsvariante wählen: Winkeln Sie die Arme ab, und legen Sie die Hände in die Taille. Gesäß und Rücken anheben, so dass Ihr Gewicht nun auf Schultern, Ellbogen und Füßen ruht.

Krokodil – Nakrasana

Das Krokodil unterstützt Verdauung und Stoffwechsel, dehnt die Rückenmuskeln und verbessert die Beweglichkeit.

▶ Liegen Sie flach ausgestreckt auf dem Rücken, die Arme sind im 90°-Winkel ausgebreitet, die Handflächen zeigen zum Boden.

▶ Nun den rechten Fuß auf das linke Knie stellen. Lassen Sie mit der Ausatmung das rechte Knie langsam auf die linke Seite bodenwärts sinken; die rechte Schulter bleibt am Boden. Um die Verdrehung der Wirbelsäule zu verstärken, können Sie dabei den Kopf nach rechts drehen. Einige Atemzüge in dieser Haltung bleiben.

▶ Mit der Einatmung das rechte Bein und den Kopf zur Mitte zurückbringen. Die Übung mit dem linken Bein wiederholen. Insgesamt auf beiden Seiten dreimal ausführen.

Bei der Krokodilstellung wird der Schultergürtel fixiert und de Beckengürtel gedreht.

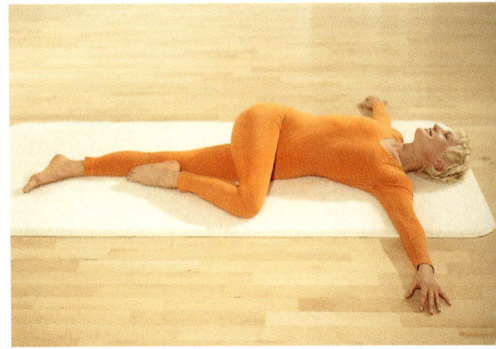

Ausgleich in der Rückenlage – Apanasana

Dieses Asana regt die Verdauungstätigkeit und die Bauchdurchblutung besonders stark an. Es entspannt den unteren Rückenbereich und ist damit die ideale Ausgleichsübung für alle Beugungen nach hinten.

▶ Liegen Sie auf dem Rücken, und atmen Sie entspannt in den Bauch.

▶ Ziehen Sie die Beine an. Umfassen Sie beide Unterschenkel knapp unterhalb der Knie mit den Händen, und führen Sie sie an Bauch und Brustkorb heran. Langsam einatmen.

▶ Beim langsamen Ausatmen den Kopf zur Brust führen, gleichzeitig die Knie kräftig an den Bauch drücken. Beim erneuten Einatmen die Beinhaltung lockern und den Kopf wieder auf den Boden sinken lassen. Die Beine können so weit vom Körper weggleiten, wie es die Länge Ihrer Arme zulässt. Die Hände bleiben dabei immer an derselben Stelle der Unterschenkel.

▶ Beim Ausatmen wieder Kopf an die Brust legen und Beine fest zum Bauch ziehen. Diese Übung einige Male wiederholen. Mit der Zeit klappt die Koordination von Bein- und Atembewegungen besser und Sie können sich auf die Wirkung konzentrieren.

Tiefenentspannung

Im Yoga gehört diese Übung zu den entspannenden Asanas, sie trägt den Namen »Savasana«. Wie nach allen Aktivitäten sollte auch nach Körperübungen eine Phase der Entspannung folgen. Mit Savasana können Sie ganz ruhig werden, regenerieren und loslassen.

▶ Legen Sie sich bequem hin, spreizen Sie die Beine etwas und lassen Sie sie locker auseinander fallen. Die Arme seitwärts ausstrecken mit den Handflächen nach oben.

▶ Kontakt mit dem Boden aufnehmen und den Atem fließen lassen. Folgen Sie dem Weg der Ausatmung, und spüren Sie den Atem immer ruhiger und tiefer werden. Sprechen Sie im Geiste zu sich: »Mit jeder Ausatmung entspanne ich mich tiefer und tiefer«. Lassen Sie einige Minuten verstreichen.

▶ Nun werden alle Muskeln des Körpers bewusst entspannt. Beginnen Sie mit dem Gesicht, lockern Sie Kinn und Mund, legen Sie die Zunge an den oberen Gaumen hinter die Zähne. Wandern Sie in der Vorstellung zu Wangen, Stirn und Augenbrauen. Wiederholen Sie innerlich immer wieder: »ganz entspannt«. Schließen Sie die Augen, und entspannen Sie die Augenlider.

Beenden Sie Ihr Yogaprogramm mit einer Tiefenentspannung

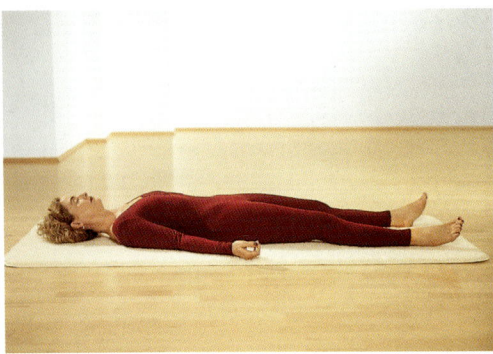

Atemübungen – Pranayama

Pranayama wird übersetzt mit »Kontrolle des Atems«. Prana ist unsere Lebenskraft. Durch gezielte Atemübungen vermehren wir Prana und weiten es in uns aus. Die körperliche und geistige Kraft steigt, mehr Sauerstoff gelangt ins Gehirn, Heilungsprozesse werden gefördert. Durch Besinnung auf den Atem breiten sich Ruhe und Frieden immer mehr in uns aus.

Wir beschreiben Ihnen drei bekannte Pranayama-Übungen, die sehr gut zum Kapha-Ausgleich geeignet sind, weil die Vata- und Pitta-Energien gezielt angeregt werden.

Mit der Tiefenentspannung ermöglichen Sie Körper und Geist, zur Ruhe zu kommen.

▶ Die Kopfhaut entspannen, anschließend Hals und Schultern. Fühlen Sie die Schultern schwer und entspannt auf der Unterlage liegen. Entspannen Sie den oberen, den unteren Rücken und das Gesäß.

▶ Werden Sie sich der Atmung wieder bewusst, und wiederholen Sie die obige Formel bei der Ausatmung. Fühlen Sie, wie sich der Atem warm im Bauch verteilt.

▶ Rechten Oberschenkel, Kniegelenk, Unterschenkel, Fuß entspannen. Ebenso mit dem linken Bein verfahren.

▶ Rechten und linken Arm gleichermaßen entspannen.

▶ Fühlen Sie Ihren Körper schwer und entspannt auf dem Boden liegen. Atmen Sie weiter in den Bauch, und bleiben Sie noch einige Minuten liegen.

▶ Die Übung langsam beenden, indem Sie sich recken und strecken, gähnen, einige Male intensiv einatmen. Die Augen öffnen.

Vata und Pitta durch Atemübungen anregen

SO-HAM-Atmung

Die SO-HAM-Atmung energetisiert durch die Klang-Silben die Vata-Kräfte. Die Silben SO und HAM entsprechen dem natürlichen Klang des Atems. Lassen Sie während dieser Übung den Atem einfach fließen, ohne Kontrolle auszuüben. Etwa fünf Minuten durchführen.

▶ Sprechen Sie innerlich die Silbe SO beim Einatmen und die Silbe HAM beim Ausatmen. Atmen Sie durch die Nase ein und wieder aus. Der natürliche Atemrhythmus hat eine längere Ausatmungsphase. Spüren Sie der Silbe HAM nach, wie sie sich bei der Ausatmung im Bauch ausbreitet und Sie völlige Entspannung empfinden.

Die Übung eignet sich sehr gut während eines Spaziergangs, besonders morgens. Gehen Sie zügig, atmen Sie mit einer bestimmten Schrittanzahl ein und mit längerer Schrittanzahl aus, zum Beispiel einatmen – zwei Schritte, ausatmen – vier Schritte. Oder einatmen vier Schritte, ausatmen acht Schritte.

Mit wachsender Übung kann man länger und tiefer atmen. Wenn Sie anfangs außer Atem kommen sollten, Übung unterbrechen und ganz normal weiteratmen.

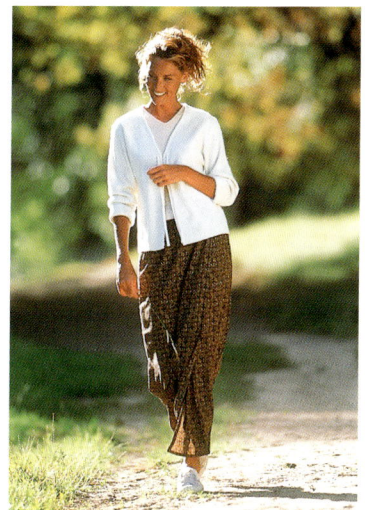

Die SO-HAM-Atmung können Sie auch während eines Spaziergangs durchführen.

Kraftatmung

Diese Atemtechnik »feuert« den Stoffwechsel regelrecht an und unterstützt die Fettverbrennung intensiv!

▶ Setzen sie sich bequem und aufrecht hin. Zuerst atmen Sie einige Male ruhig ein und aus. Dann tief durch den Mund einatmen, den Mund schließen und rasch durch die Nase wieder ausatmen.

▶ Pausieren und normal weiteratmen, danach noch zweimal wiederholen. Sollten Sie ein Schwindelgefühl spüren, unterbrechen Sie. Machen Sie diese Übung immer wieder zwischendurch.

Kraft tanken zwischendurch

Wechselatmung

Normalerweise atmen wir mit beiden Nasenflügeln ein und aus. Eine besondere Technik im Yoga stellt die Einatmung durch ein Nasenloch und die Ausatmung durch das andere dar (Wechselatmung).

Die Einatmung durch das rechte Nasenloch wird mit Sonne, Wärme, Aktivität – kurzum mit Pitta in Verbindung gebracht. Es ist eine stärkende, kräftigende Übung, die die Pitta-Energien anregt, die Verdauung unterstützt und Verhaftung und Übergewicht entgegenwirkt.

Vor der Übung reinigen Sie die Nase, damit der Atem frei fließen und die Prana-Energie ungehindert aufgenommen werden kann. Sitzen Sie bequem und aufrecht (auf einem Stuhl oder auch im Schneidersitz auf dem Boden), atmen Sie entspannt ein und aus. Schließen Sie die Augen, und konzentrieren Sie sich ganz auf das Atmen.

▶ Legen Sie den Daumen der rechten Hand an den rechten Nasenflügel, und zwar knapp unterhalb der knöchernen Nase. Den Arm etwas abspreizen, so dass er nicht am Brustkorb anliegt. Verschließen Sie nun das rechte Nasenloch mit dem Daumen, während Sie durch das linke Nasenloch ausatmen. Achten Sie darauf, dass Ihr Kopf dabei nicht zur Seite sinkt.

▶ Nun legen Sie Zeige- und Mittelfinger an den linken Nasenflügel und verschließen das linke Nasenloch. Atmen Sie über das rechte Nasenloch ein.

▶ Verschließen Sie das rechte Nasenloch mit dem Daumen, während Sie links ausatmen. Nun linkes Nasenloch verschließen und rechts einatmen. Rechts verschließen, links ausatmen und so weiter.

▶ Atmen Sie ruhig und langsam in der beschriebenen Weise. Zwischen Ein- und Ausatmung halten Sie den Atem kurz an, zählen bis zwei, dann ausatmen. Atem wieder kurz anhalten, bis zwei zählen.

Machen Sie die Übung einige Minuten lang, um dann wieder normal weiter zu atmen. Beobachten Sie noch eine Weile entspannt das natürliche Kommen und Gehen der Atmung. Es ist wichtig, dass Sie bei der Wechselatmung trotz der Armhaltung nicht verkrampfen. Bleiben Sie auch dann locker, wenn Sie den Atem anhalten.

Mit der Wechselatmung können Sie Ihre Pitta-Energien anregen.

TIPP!

Können Sie auch nach dem Schnäuzen nicht ungehindert durch das rechte Nasenloch einatmen, versuchen Sie es mit einer Salzwasserspülung: Ziehen Sie lauwarmes Salzwasser in die Nase hoch und schnäuzen Sie anschließend kräftig.

Mantren

Mantren sind Asanas für den Geist. Das Wort Mantra bedeutet »das, was den Geist schützt«. Es sind Sanskrit-Laute oder -Silben, die für uns ungewohnt klingen, unseren Geist jedoch zu Konzentration und Ruhe führen. Das Wiederholen von Mantren gleicht die Doshas aus und harmonisiert sie, Konzentration und Denken werden gefördert. Ayurveda empfiehlt die folgenden Mantren bei Kapha-Ungleichgewicht:

WICHTIG

Der Urlaut OM ist der Klang des Prana und des inneren Lichts. OM weckt und öffnet die positiven Kräfte in uns.
Die Silbe HUM spricht Agni an und weckt das geistige und körperliche Feuer, hilft bei der Reinigung von Körper und Geist.

Ein Mantra sollte mindestens hundertmal täglich einen Monat lang wiederholt werden, damit es seine heilenden Kräfte entfalten kann.
Die Vokale werden immer kurz gesprochen. Man kann es sprechen, laut singen oder innerlich aufsagen. Besonders während einer Meditation, morgens nach dem Aufwachen und abends vor dem Einschlafen sind Mantren hilfreich. Versuchen Sie es!

Meditation

Meditation verbindet mit der inneren Kraft und der göttlichen Energie. Mit Meditation können die Sinne kontrolliert, das Bewusstsein zentriert und der Geist entlastet werden.
Durch Sehen und Hören werden wir ständig mit Reizen überflutet und bringen den Geist nicht mehr zur Ruhe. Es kommt zu Gesundheitsproblemen, ungesundem Ernährungsverhalten und nicht zuletzt zu Übergewicht. Durch Meditation ziehen wir den Geist von den äußeren Ablenkungen zurück und können ihn zur Ruhe bringen. Das ist wie eine Fasten- und Reinigungskur für Sinne und Bewusstsein.
Zur Ausbalancierung der Doshas ist regelmäßiges Meditieren wertvoll, denn es stärkt Kraft, Disziplin und Durchhaltevermögen beim Abnehmen.
Wählen Sie sich zum Meditieren einen bestimmten Platz in der Wohnung, den Sie für diesen Zweck liebevoll herrichten. Auch inmitten der Natur kann man sich wunderbar entspannen und ausreichend mit neuen Energien aufladen.
Sie können beim Meditieren alle Ihre inneren Sinne einsetzen und zum Beispiel Bilder visualisieren, die Ihnen das Abnehmen erleichtern. Eine besonders wertvolle

Ausgleich der Doshas durch Meditation

Meditationsübung zur inneren Reinigung und zur Stärkung von Agni ist die Lichtmeditation:

▶ Zünden Sie eine Kerze an, und setzen Sie sich vor sie hin. Sitzen Sie aufrecht und entspannt, im Schneidersitz, auf einem Meditationshocker oder auf einem Stuhl. Blicken Sie drei bis fünf Minuten konzentriert in die Flamme. Schauen Sie ruhig weiter in die Flamme, auch wenn Sie blinzeln oder die Augen tränen.

▶ Schließen Sie dann die Augen, und stellen Sie sich vor, wie die Flamme zwischen Ihren Augen ihr Licht verströmt. Es dehnt sich im ganzen Kopf aus, wo es die Gedanken reinigt und beruhigt.

▶ Leiten Sie das Licht weiter über die Schultern zum Herzen, und spüren Sie, wie es sich im

Die Licht-meditation eignet sich hervor-ragend zur Stärkung von Agni.

ganzen Brustkorb verteilt. Atmen Sie allen Kummer und alle Sorgen aus, und lassen Sie helles klares Licht einströmen.

▶ Das Licht fließt weiter in Bauchraum und Becken, wo sich alle Ängste und negativen Emotionen lösen und dem reinen Licht Platz machen.

▶ Führen Sie das Licht weiter zu Beinen und Füßen, lassen Sie es über den Rücken zurückströmen bis zur Schädeldecke.

▶ Nun ist Ihr ganzer Körper mit Licht erfüllt. Es reinigt alle Zellen und Gewebe, Gedanken und Gefühle und füllt sie mit neuer Energie und Vitalität. Betrachten Sie Ihren Körper voller Liebe und Wohlwollen.

▶ Sehen Sie, wie das Licht in Ihnen Ihr Wohlfühlgewicht formt. Sie fühlen sich glücklich und zufrieden.

▶ Schicken Sie das Licht nun mit Ihrem Atem nach außen, es verbreitet sich weiter und spendet Ihrer Familie, Ihren Freunden, dem ganzen Land ebenso viel Kraft wie Ihnen.

▶ Lassen Sie das Licht wieder kleiner werden und in Ihr Herz zurückfließen. Fühlen Sie diese Flamme als ständige Kraft, auf die Sie immer zurückgreifen können und von der Sie in jeder Hinsicht genährt werden.

▶ Öffnen Sie dann langsam die Augen und atmen tief durch.

Das Licht verströmen lassen

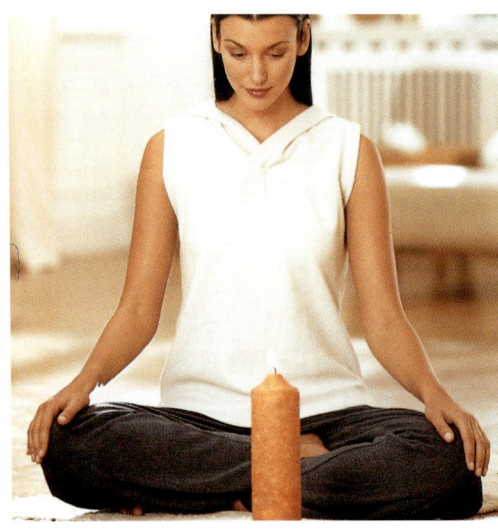

Mit allen Sinnen abnehmen

Sinne und Doshas stehen in enger Beziehung. Welche Bedeutung Hören, Sehen oder Riechen für uns haben, wird von unserem vorherrschenden Dosha geprägt. Deshalb kann über die Sinneswahrnehmungen ein Dosha beeinflusst, ausgeglichen und reduziert werden. Schulen Sie Ihre Sinne gezielt, denn damit haben Sie wundervolle Helfer für Ihr Gewichtsproblem.

Doshas und Sinne

Element	Sinn
Vata	Hören, Tasten
Pitta	Sehen
Kapha	Schmecken, Riechen

Sinneswahrnehmungen und Konstitution

Demnach streckt ein Vata-Mensch seine Fühler besonders über Hören und Tasten in die Welt, Pitta-Geprägte verschaffen sich hauptsächlich über das Sehen ihre Eindrücke, bei Kapha-Menschen stehen Geschmack und Geruch im Vordergrund. Nutzen Sie diese Erkenntnisse, um das Kapha-Dosha auszubalancieren!

Stärken Sie besonders die Sinnesbereiche, die mit dem Tast-, Gehör- und Sehsinn zusammenhängen. Damit führen Sie Vata und Pitta stärkende Energien zu und verringern auf diese Weise Kapha.

Gerüche verführen

Wohlriechende Düfte stärken die positiven Energien des Erdelementes und lassen Prana, unsere Lebensenergie, besser fließen. Zum Ausgleich von Kapha wählen Sie kräftige würzige Aromen

Verbreiten Sie mit einer Duftlampe Kapha-ausgleichende Aromen in Ihrem Zimmer.

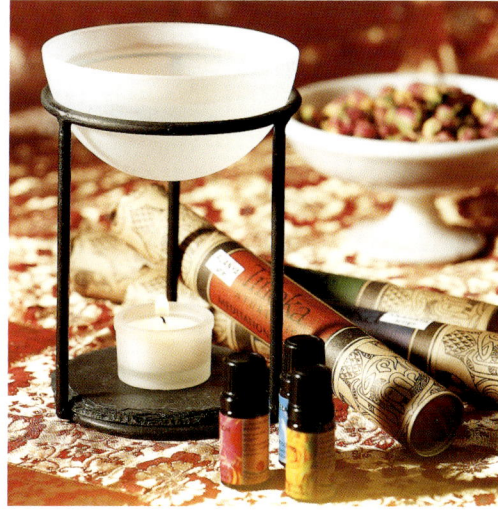

TIPP!

In Räucherstäbchen ist neben anderen Duft-
stoffen meist Guggul, die indische Myrrhe,
enthalten. Dieser ayurvedischen Heilpflanze
wird eine gewichtsreduzierende Wirkung
nachgesagt. Kaufen Sie nur hochwertige Räucherstäbchen, die reine Zutaten enthalten.

mit wärmender Energie wie
Zimt, Nelken, Moschus, Thymian, Weihrauch und Myrrhe.

Klänge verzaubern

Klänge beeinflussen unsere Gefühle stark. Musik und Gesang
stehen in Kontakt zu den Elementen Äther und Luft. Stagnie-
rende Kapha-Energien bringen
Sie zum Fließen durch Singen
und Musizieren. Wählen Sie aus-
drucksvolle, rhythmische Musik.

Kapha zum Fließen bringen

Lassen Sie sich berühren

Berührung ist eng an das Gefühl
von Liebe und Vertrauen gebun-
den. Wir spüren, ob wir angenehm oder unangenehm berührt
werden. Wenn unser Körper ge-
streichelt, massiert oder von einem guten Therapeuten behan-
delt wird, werden unsere lebendi-
gen Anteile aktiviert.

Die Welt farbig sehen

Die Kraft des Lichtes stimuliert
und heilt. Sorgen Sie besonders
in der dunklen Jahreszeit für viel
Licht in Ihrer Wohnung, und tanken Sie bei Sonnenschein wär-
mende Energien.

Die Farben Rot, Orange und
Gelb bringen Sie in Kontakt mit
den aktivierenden Pitta-Energien.
Sie gleichen Kapha aus und redu-
zieren das Gewicht. Sie stärken
Kreislauf, Verdauung, Nervensys-
tem und die Lebensfreude.
Bringen Sie die Farben verstärkt
in Ihrem Leben zum Ausdruck.
Schmücken Sie Wohnung und
Arbeitsplatz mit leuchtend gelben
Blumen und Bildern.

**Licht und warme Farb-
töne heben Stimmung und Energie-
pegel.**

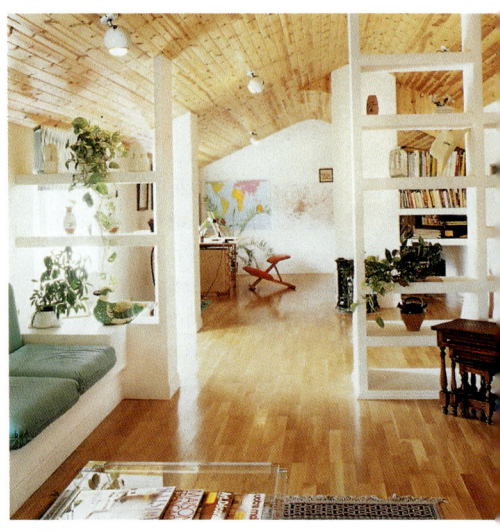

Im Rhythmus der Zeit

Wir sind in die natürlichen Rhythmen der Tages- und Jahreszeiten eingebunden. Schlaf, Kleidung, Ernährung, Freizeit- und Urlaubsplanung, soziale Aktivitäten – all dies richten wir mehr oder weniger nach diesen Zeitabläufen aus.

Unbewusst folgen wir den Rhythmen der Doshas. So wie unsere persönliche Veranlagung von den drei Doshas geprägt ist, unterstehen auch die Tages- und Jahreszeiten deren Einfluss. Zweimal am Tag entfaltet ein Dosha für jeweils vier Stunden seine Hauptwirkung und erfüllt seine speziellen Aufgaben. »Füttern« wir das Dosha nun mit den ohnehin schon vorhandenen Eigenschaften, wird es dadurch verstärkt und nimmt zu.

Herrscht während einer bestimmten Tageszeit zum Beispiel das Kapha-Dosha vor, braucht man die entgegengesetzten Eigenschaften, um es zu dämpfen und auszugleichen.

Wenn wir dieses Grundprinzip verstanden haben, lässt sich unsere Lebensweise, also auch unsere Ernährung, harmonisch in den Tages- und Jahreszeitenzyklus der Doshas einfügen.

Die Dosha-Uhr

Tageszeit	Element
2–6 Uhr	Vata
6–10 Uhr	Kapha
10–14 Uhr	Pitta
14–18 Uhr	Vata
18–22 Uhr	Kapha
22–2 Uhr	Pitta

Das Morgenritual

Vata sorgt gegen Morgen für oberflächlicheren Schlaf, bewegte Träume und erleichtert das Aufstehen. Darum empfiehlt Ayurveda, nicht später als sechs Uhr aufzustehen. Zu dieser Zeit springt man leichter aus dem Bett als zur Kapha-Zeit.

Nehmen Sie sich Zeit für die Morgenhygiene. Trinken Sie gleich nach dem Aufstehen ein Glas warmes Wasser, es kurbelt den Stoffwechsel an.

Nach dem Zähneputzen tut auch der Zunge eine Reinigung gut. Angesammeltes Ama in Form von weißlichem Belag können Sie mit einem Zungenschaber (ersatzweise Zahnbürste) leicht entfernen.

Fit in den Morgen

Flüssiges Ghee (Seite 86) reinigt und belüftet die Nasengänge! Stellen Sie sich ins Bad ein kleines Töpfchen Ghee. Mit einem Wattestäbchen je einen Tropfen Ghee in die Nasenlöcher einführen und nach oben »schnüffeln«. Durch Pranayama-Atemübungen intensiviert sich die Wirkung.

Die Trockenmassage vor dem Frühstück sowie Yoga-Übungen sollten zum festen Morgenritual gehören. Sie regen Kreislauf und Durchblutung an und helfen Ihnen zu einem geglückten Start in den Tag.

Frühstück ist Kapha-Zeit

Zwischen 6 und 10 Uhr ist Kapha in Höchstform, es sammelt Energie für den Tag an. Durch ein kaltes schweres Frühstück (Brot, Butter, Marmelade, Käse) wird es zunehmen.

Frühstücken Sie leicht Bitte frühstücken Sie deshalb warm und leicht, und essen Sie nur wenig. Heißes Wasser mit Zitrone und Honig, evtl. etwas Obst, Knäckebrot oder Toast sind geeignet.

Wenn Sie der Hunger nicht quält, ist es günstiger, erst um 10 Uhr ein leichtes Frühstück einzunehmen. Sie finden in Kapitel 4 verschiedene warme Gerichte, die Sie auch in die Arbeit mitnehmen können.

Mittags: Hauptmahlzeit

Von 10 bis 14 Uhr regiert das Pitta-Dosha. Jetzt brennt das Verdauungsfeuer am stärksten. Die Mahlzeit kann gut und vollständig verdaut werden, ohne dass sich Kapha ansammelt. Darum sollten Sie Ihre Hauptmahlzeit unbedingt während der Pitta-Zeit einnehmen. Die beste Zeit ist zwischen 11 und 13 Uhr. Verschaffen Sie sich nach dem Essen zehn Minuten Bewegung, womit Sie noch mehr für eine rasche Verdauung tun und ein Leistungstief überwinden.

Die Hauptmahlzeit einnehmen, wenn Pitta aktiv ist

Am Abend leichte Mahlzeiten

Von 18 bis 22 Uhr herrscht wieder Kapha vor. Wie am Morgen soll auch jetzt nur eine leichte warme Mahlzeit verspeist werden, um Kapha nicht zu belasten. Das Abendessen soll nicht später als 19 Uhr stattfinden. Danach nichts mehr essen!

Schlaf

»Der Schlaf vor Mitternacht ist der beste« ist ein bekannter Ausspruch. In der Tat ist die beste Zeit zum Einschlafen etwa um 22 Uhr, wenn sich die Kapha-Zeit dem Ende nähert. Während wir schlafen, kümmert sich Pitta um die Stoffwechselabläufe und versorgt uns mit Wärme. Gegen Morgen – in der Vata-Zeit – kühlt man wieder ab. Unmittelbar nach dem Aufwachen herrscht die niedrigste Körpertemperatur.

Der Jahreszeitenzyklus

So wie der Tageszyklus im Kleinen, vollzieht sich der Jahreszeitenzyklus mit dem Lauf der Sonne. Auf den Wechsel der Jahreszeiten reagieren unsere Doshas sehr sensibel, wir sollten mit gezielter ausgleichender Ernährung, Massage, Bewegung und so weiter einem Ungleichgewicht vorbeugen.

Während kalter feuchter Witterung herrscht das Kapha-Dosha vor. Haben Sie mit Übergewicht zu kämpfen und nehmen nun zusätzlich kalte, schwere Nahrung zu sich, wird sich Kapha im Körper ansammeln.

Der Wechsel der Jahreszeiten hält sich nicht exakt an den Kalender. Die Qualität und Intensität des vorherrschenden Doshas wird durch Witterungseinflüsse verstärkt oder geschwächt. Ein verregneter kühler Sommer schwächt Pitta und vermehrt Kapha. Ein warmer windiger Frühling mit sonnigen Tagen reduziert Kapha.

Warum wir im Winter besonders leicht zunehmen

Frühling

Jetzt findet der Wechsel vom Winter zum Frühjahr statt. Kapha, welches im Winter vorherrscht, hat bei manchen zu viel des Guten getan und die Fettpolster aufgefüllt. Schlacken konnten sich in den Geweben ansammeln.

Dosha	Jahreszeit/Witterung
Vata	Herbst
	kühl, trocken, windig
Pitta	Sommer
	heiß, trocken
Kapha	Winter
	kalt, feucht, nass, neblig, düster
Kapha	Frühling
	kühl, feucht

Viele Menschen empfinden zu dieser Zeit das Bedürfnis nach Entschlackung und innerer Reinigung. Es ist die ideale Zeit, besonders bei Kapha-Ungleichgewicht, sich von angesammeltem Ama zu befreien. Mit entschlackender und Kapha reduzierender Ernährungsweise haben Sie nun die besten Möglichkeiten zum Abnehmen in der Hand.

Sommer

Trockenheit und Schweiß treibende Temperaturen helfen Kapha-Naturen im Sommer, Gewicht abzubauen. Jedoch bedarf es dazu der Unterstützung durch geeignete Nahrungsmittel. Süßigkeiten wie Schokolade und salzige Nahrungsmittel behindern diesen Effekt. Die Ernährung sollte leicht sein, zu süße und wasserhaltige Früchte helfen leider nicht beim Abnehmen!

Herbst

Im Herbst herrscht Vata vor. Schlanke Vata-Menschen frieren jetzt und das Bedürfnis nach einer warmen Abendmahlzeit wächst wieder.

Winter

Der Winter mit Frost, Kälte, Schnee und Eis entspricht den Kapha-Qualitäten. Gegen die Kälte von außen reagiert der Körper mit einer gesteigerten Wärmeproduktion. Agni wird angekurbelt, um die Körpertemperatur aufrechtzuerhalten. Darum benötigen wir im Winter mehr Kalorien, die wir uns mit schwererer Kost zuführen.

Das schwache Agni von Kapha-Naturen steigt auch im Winter nicht sehr an, so dass infolge der schwereren Winternahrung das Körpergewicht leider in Gefahr ist, hinaufzuschnellen! Darum sollten Sie jetzt unbedingt darauf achten, warme gekochte Speisen auf den Tisch zu bringen, die viel von den Geschmackskomponenten scharf, bitter und herb enthalten. Heißes Ingwerwasser, über den Tag verteilt getrunken, regt Ihr Verdauungsfeuer an.

Winter ist Kapha-Zeit

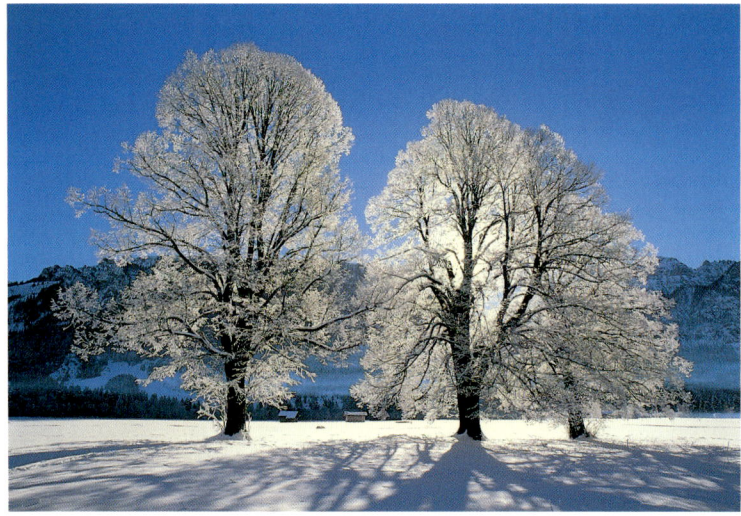

Kapha-Menschen nehmen im Winter besonders leicht zu.

Die zehn goldenen Regeln zum Abnehmen mit Ayurveda

1 Essen und Trinken

Kleine Mengen und wenig süße, salzige und fette Nahrungsmittel essen. Gut gewürzte leichte, trockene Speisen in den Geschmacksrichtungen scharf, bitter und herb bevorzugen. Speisen bissfest und mit wenig Flüssigkeit zubereiten. Getränke sollten warm eingenommen werden, empfehlenswert sind klares Wasser, Ingwerwasser und Entschlackungstees.

2 Fasten

Zur Entschlackung einmal wöchentlich fasten mit warmen Tees, Heißwasser-Kur und Entschlackungssuppen.

3 Tages- und Jahreszeiten

Die Hauptmahlzeit sollte zwischen 11 und 13 Uhr eingenommen werden. Im Winter auf leichte warme Speisen und Getränke achten. Im Frühjahr Entschlackungskur durchführen.

4 Klima und Wetter

Warmes trockenes Klima und luftige Höhenlagen für Freizeit und Urlaub bevorzugen.

5 Bewegung

Walking in frischer Luft, Ball- und Bewegungsspiele, Tanzen und ähnliche Aktivitäten fördern die Durchblutung und Vitalität. Dies kann durch Trockenmassage und Saunabesuche zusätzlich unterstützt werden.

6 Schlaf

Nachts höchstens acht Stunden, am besten zwischen 22 Uhr und 6 Uhr; kein Mittagsschlaf.

7 Arbeitsort

Wenn es möglich ist, sollte der Arbeitsplatz warm, hell und luftig gestaltet werden. Darauf achten, dass die Möglichkeit gegeben ist, sich zwischendurch zu bewegen. Auf Klimaanlagen sollte verzichtet werden!

8 Farben

Die Farben Rot, Gelb, Orange bevorzugen (Kleidung, Wohnungseinrichtung und so weiter).

9 Musik

Kräftige, rhythmische, energetisierende Musik bringt Sie in Schwung und Stimmung. Bei Live-Musik breiten sich die Klänge direkt im Körper aus und versorgen Sie mit neuer Energie.

10 Yoga und Pranayama

Yoga- und Atemübungen sowie Meditation sollten regelmäßig auf dem Programm stehen. Sie dienen der Kräftigung und Reinigung von Körper und Geist.

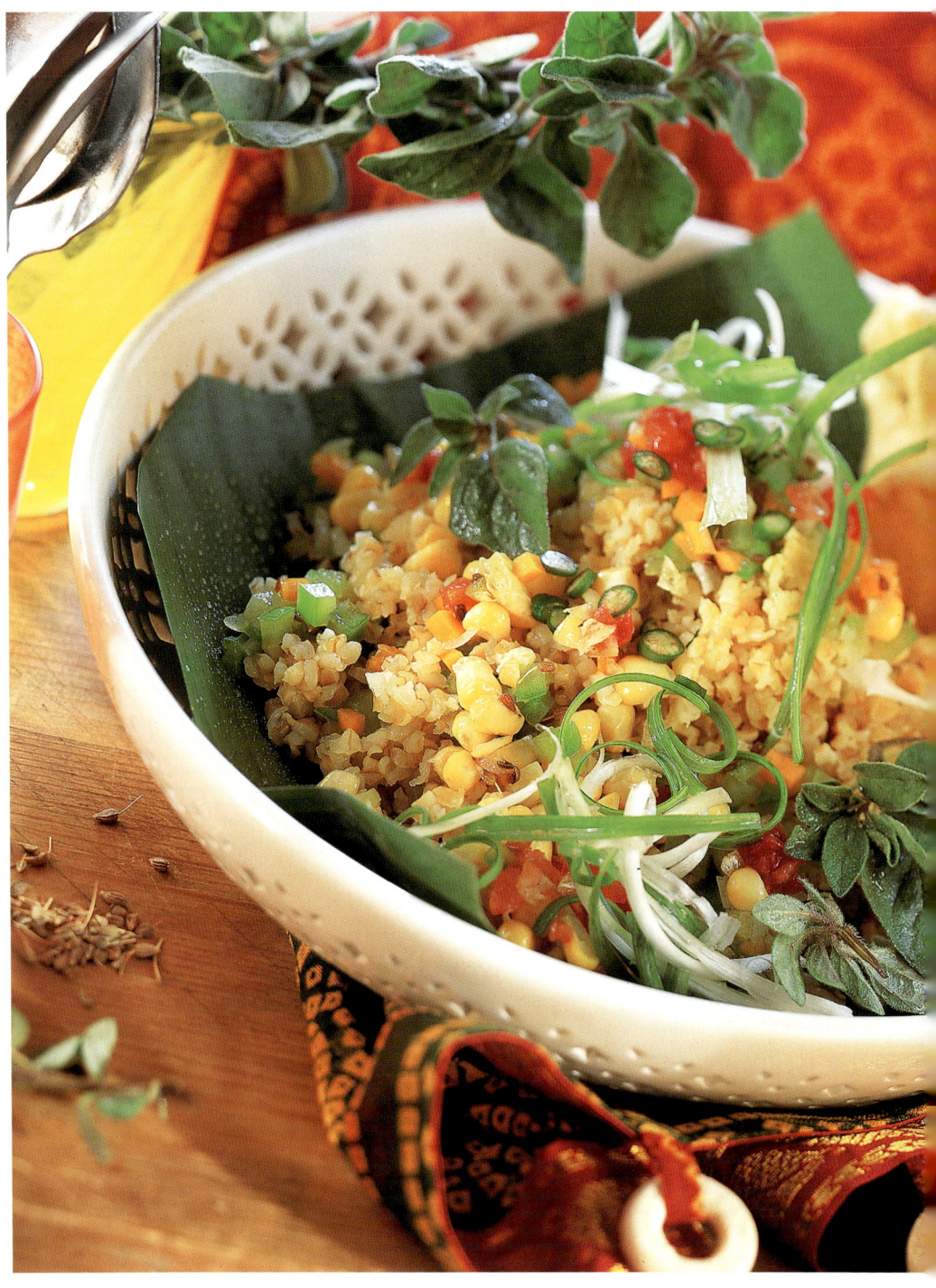

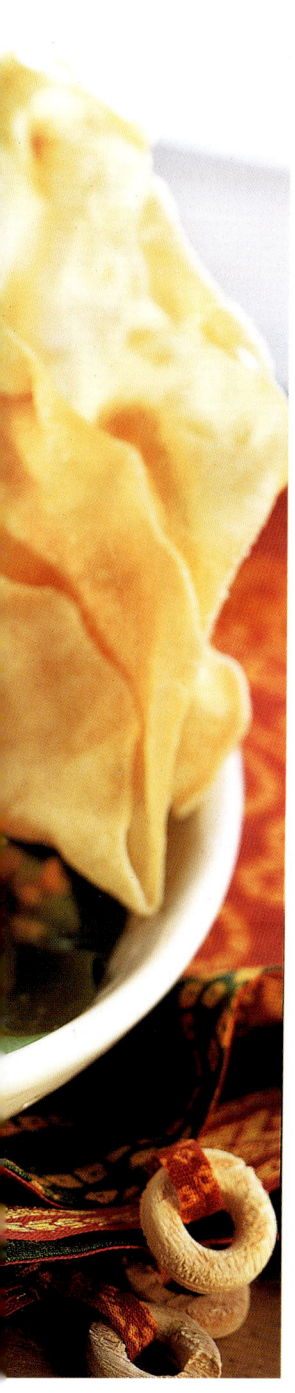

Rezepte zum Abnehmen

Nun geht es ans Kochen! In diesem Kapitel finden Sie eine Fülle leckerer Rezepte. Kochen Sie mit Freude, probieren Sie die verschiedenen Rezepte aus, und experimentieren Sie mit den Gewürzen. Alle Gerichte können Sie schnell und einfach nachkochen.

Essen Sie sich nicht nur schlank, sondern auch gesund! Und geben Sie das Ziel auf, in möglichst kurzer Zeit möglichst viel abzunehmen. Durch die ayurvedische Küche werden Sie langsamer, aber erfolgreicher Ihr Gewicht reduzieren und es dann auch dauerhaft halten können.

Vorbereitung

Nur
30 Minuten
Zubereitungszeit

Alle Angaben sind für eine Person berechnet. Die Zutaten erhalten Sie in gut sortierten Supermärkten, Gemüsegeschäften, in Bio- und Asialäden, Reformhäusern oder über den Versandhandel. Die Zubereitungszeit beträgt maximal eine halbe Stunde.

Kleine Gewürzkunde

In der ayurvedischen Küche werden viele Gewürze verwendet. Stellen Sie sich Ihr persönliches Gewürzbord zusammen, und bereiten Sie Gewürzmischungen zu, die Ihnen besonders schmecken.

Ayurvedische Gewürze von A bis Z

- **Ajwain:** Scharf, bitter; Kapha reduzierend, Pitta und Vata anregend. Schmeckt wie wilder Thymian, ist aber nicht verwandt. Hilfreich bei Übergewicht, Krämpfen, Erkältungen.
- **Amchur:** Getrocknetes Pulver aus roher Mango, sauer, erhitzend, austrocknend, reduziert Kapha, Vata.
- **Anis:** Scharf; Vata und Kapha reduzierend, Pitta anregend. Reduziert Gewicht, Übelkeit, verdauungsanregend, beruhigt den Darm.
- **Asafoetida:** Scharf; Kapha und Vata reduzierend, Pitta anregend. Steigert Agni, gut für Darm und Darmflora, bei Blähungen und Magenkrämpfen.
- **Bockshornkleesamen:** Bitter, scharf, süß; Vata und Kapha reduzierend, Pitta anregend. Hilft Darm, Leber, Magen, Herz und Gefäßen. Sehr gesund als Sprossen, entsäuernd.
- **Curryblätter:** Bitter, scharf; Kapha und Pitta reduzierend, Vata anregend. Blutreinigend, stimuliert die Bauchspeicheldrüse.
- **Chilischoten** (frisch, trocken, Pulver): Scharf; Kapha reduzierend, Pitta und Vata anregend. Speichert viel Sonnenenergie, hilft Gewicht zu reduzieren, regt Verdauung und Kreislauf an.

Gut für die
Verdauung:
Anis

TIPP!

Stellen Sie zuerst die Gewürze für ein Gericht zusammen, bevor Sie sich ans Kochen machen. Richten Sie sich alle benötigten Gewürze auf einem Teller her, getrennt nach gemahlenen oder ganzen Gewürzen. Das verschafft Ihnen Übersicht und spart Zeit.

● **Fenchelsamen:** Süß, scharf, geeignet für alle drei Doshas. Stärkt Verdauung, beruhigt Darm und Nerven.

● **Ingwer:** Scharf, süß (frisch) bzw. nur scharf (getrocknet). Senkt Kapha, für Vata und Pitta nur frisch geeignet. Im Ayurveda das Universalheilmittel. Regt Verdauung und Appetit an, wirkt erwärmend, Keim tötend, löst Verschleimung in den Bronchien.

● **Jaggery:** Rohzucker aus Zuckerrohr oder Palmsaft. Jaggery frisch: Kapha und Vata anregend; älter als sechs Monate: Kapha und Vata reduzierend, Pitta anregend. Enthält viele Nährstoffe.

● **Kardamom:** Scharf, bitter, süß. Reduziert alle Doshas. Stärkungsmittel, Appetit anregend.

● **Knoblauch** (frisch): Kapha und Vata reduzierend, Pitta anregend. Hat jeden Geschmack außer sauer. Senkt Blutdruck und Cholesterin, reinigt Herz, Muskeln, Blut, Haut. Reduziert Ama.

Knoblauch, das Allheilmittel

● **Koriander:** Frische Blätter: süß, herb, scharf; Samen: süß, scharf, bitter. Kapha reduzierend, Pitta und Vata anregend. Verdauungsfördernd, ausleitend, Appetit anregend, herzstärkend.

● **Kreuzkümmel:** Scharf, bitter; Kapha und Vata reduzierend, Pitta anregend. Reduziert Blähungen, steigert Agni und Verdauung, Blut reinigend.

● **Kurkuma** (Gelbwurz): Scharf, bitter, herb; Kapha und Pitta reduzierend, Vata anregend. Ideal bei Kapha-Dominanz, hilft bei akuten Darm-, Leber-, Gallebeschwerden, desinfiziert äußerlich und innerlich, gut zur Wundheilung.

● **Nelken:** Bitter, Kapha und Vata reduzierend, Pitta anregend. Hilfreich bei Zahnschmerzen, Grippe, Husten, Lymphproblemen.

● **Pfeffer:** Scharf; Kapha und Vata reduzierend, Pitta anregend. »König der Gewürze« genannt. Regt Agni an, verbrennt Ama.

● **Safran:** Bitter, scharf. Geeignet für alle Doshas. Reinigt das Blut, regt die Leber an, beruhigt Geist und Nerven.

● **Senfkörner** (schwarz): Scharf, bitter; Kapha und Vata reduzierend, Pitta anregend. Gut zum Abnehmen, reduziert Schleim und Schweiß, fördert Kreislauf und Durchblutung.

● **Tamarinde:** Sauer, herb. In Maßen geeignet für alle Doshas. Enthält viel Vitamin C. Unterstützt Verdauung und Appetit.

● **Zimt:** Scharf, bitter; Kapha und Vata reduzierend. In Maßen für Pitta anregend. Erhitzend, Appetit, Kreislauf und Durchblutung anregend.

Kurkuma ist das ideale Gewürz, um Kapha zu reduzieren.

Churnas

Diese Gewürzmischungen können Sie leicht herstellen. Kreieren Sie Ihr persönliches Konstitutionsgewürz! Die Churnas gibt es auch fertig zu kaufen.

Kapha-Churna 1

(mit indischen Gewürzen)
Je 1 EL Ajwain, Anis, Bockshornkleeblätter, trockener Chili ganz, Ingwer gemahlen, Kreuzkümmel, Kurkuma, Nelken, schwarze Pfefferkörner, schwarze Senfkörner
1 Pfanne erwärmen. Gewürze außer Ingwer und Kurkuma zufügen und 2 Min. langsam rösten, dabei umrühren.
2 Eine Stunde nicht zugedeckt abkühlen lassen.
3 Danach in einem Mörser, Mixer oder Kaffeemühle alle Gewürze gut mahlen. Ingwer und Kurkuma gut darunter mischen. In einem dunklen gut schließbaren Gefäß aufbewahren. Zum Essen brauchen Sie 1 Msp. bis $^1/_2$ TL pro Person und Portion.

Wer es exotisch liebt

Kapha-Churna 2

(mit europäischen Gewürzen)
Je 1 EL Cayennepfeffer, Galgant, Muskatnuss gemahlen, Estragon, Kümmel, Oregano, Pfefferkörner weiß, Piment ganz, Thymian, Wacholderbeeren.

1 Pfanne erwärmen, außer den gemahlenen alle Gewürze 3 Min. langsam unter Rühren rösten.
2 Eine Stunde abkühlen lassen.
3 Gut mahlen, wie vorher beschrieben. Restliche Gewürze zumischen. Lagern wie oben.

> **TIPP!**
> Es ist besser, Gewürzmischungen in kleinen Mengen zuzubereiten. Nach sechsmonatiger oder noch längerer Lagerung nimmt das Aroma und damit auch die positive Wirkung schnell ab.

Tridosha-Curry-Mischung

Geeignet für alle Konstitutionen. Enthält alle sechs Geschmacksrichtungen.
Je 1 EL Kreuzkümmel, Senfkörner, Ajwain, Bockshornkleeblätter, Fenchelsamen, Koriandersamen • 2 Stangen getrocknete Chilischoten oder 1 TL Chilipulver • 3 Lorbeerblätter • 1 TL schwarze Pfefferkörner • 3 EL Kokosflocken • 1 EL Ingwer gemahlen • 1 EL Kurkuma • $^1/_4$ TL Asafoetida • 1 TL Amchur • 1 TL Steinsalz
1 Die ganzen Gewürze, Blätter sowie Kokosflocken 5 Min. bei mittlerer Hitze unter Rühren trocken anrösten.
2 Angeröstete Gewürze abkühlen lassen. Am besten in der elektrischen Kaffeemaschine mahlen und die restlichen gemahlenen Gewürze darunter mischen.

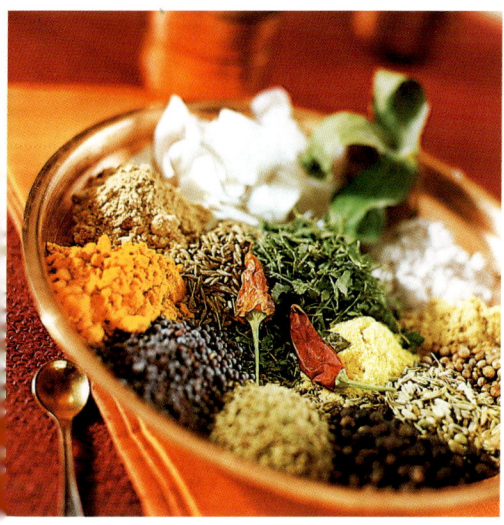

1 Msp. mit $^1/_2$ Glas warmes Wasser einnehmen, eine Agni steigernde Mischung.

Triphala-Churna

Triphala ist ein wichtiges ayurvedisches Mittel für einen gesunden Darm. Es besteht aus den Kräutern Amalaki, Haritaki, Bibhitaka. Triphala-Churna reinigt den Darm und wirkt leicht abführend. Der Geschmack ist sehr bitter. Man kann es in Kapselform über den Ayurveda-Versandhandel beziehen.

Panch Puren

Die Tridosha-Curry-Mischung enthält alle sechs Geschmacksrichtungen.

In vielen Rezepten können Sie einzelne Gewürze durch diese Mischung ersetzen. Verwendet werden die Samen folgender Gewürze: Kreuzkümmel, Senfkörner, Fenchel, Bockshornkleesamen und Schwarzkümmel. Mischen Sie die Gewürze im gleichen Mengenverhältnis. Kühl und dunkel aufbewahren.

Trikatu

Tri bedeutet drei, Katu heißt im Sanskrit »der scharfe Geschmack«. Man mischt je 1 EL schwarzen Pfeffer, Ingwerpulver und Langpfeffer (Piper longum, im Ayurveda-Versand) zu gleichen Teilen. Vor den Mahlzeiten

Phodni

Mit dem Sanskritwort Phodni ist das Anrösten von ganzen Gewürzen gemeint. Die richtige Vorgehensweise ist wichtig, damit die ätherischen Öle der Gewürze freigesetzt werden.
1 Topf auf den Herd stellen und auf starke Hitze schalten. Ghee (Seite 86) oder Öl zufügen und erhitzen. Vorsicht, nicht überhitzen!
2 Ganze Gewürze unter Rühren hineingeben, gleichzeitig die Hitze reduzieren. Es dauert einige Sekunden, bis die Gewürze platzen.
3 Je nach Rezept nun Zwiebeln, Ingwer, Knoblauch etc. zufügen, unter Rühren andünsten. Den weiteren Rezeptangaben folgen.

Nur ganze oder grob zerstoßene Gewürze in heißes Ghee geben

Ghee

Ghee (gesprochen Gh wie in »Ghana«) ist reines Butterfett. Es gehört zu den wichtigsten Nahrungsmitteln in der ayurvedischen Küche. Sie können es in Naturkost- oder Asialäden bzw. im Ayurveda-Versand fertig kaufen oder es selbst herstellen:

So stellen Sie Ghee her

1 250 g frische Butter (wenn erhältlich, Bauern- oder Öko-Butter) in einen Topf mit dick beschichtetem Boden geben (zirka 16 cm/mittelhoch). Bei mittlerer Hitze schmelzen und zum Köcheln bringen. Die geschmolzene Butter bildet Schaum und wirft Blasen.

2 Die Hitze reduzieren, das Ghee aber weiter hörbar köcheln lassen. Nach etwa 15 Min. hat sich ein brauner Bodensatz gebildet. Das Ghee selbst ist goldgelb, klar und duftet nussig.

3 Ghee ist fertig, wenn alle Flüssigkeit verdampft ist. Zum Testen ein paar Tropfen Wasser auf das Ghee geben. Wenn das Zischen nach ein paar Sekunden aufhört, ist das Ghee fertig. Zirka 20 % der Butter besteht aus Wasser.

4 Ein Metallsieb mit Küchenpapier oder einem Baumwolltuch auslegen oder einen Kaffeefilter verwenden. Ghee in ein Gefäß filtern. Die Rückstände bleiben im Papier. Abkühlen lassen, dann verschließen.

Ghee ist reines Butterfett ohne Wasser und Eiweißrückstände. Das Wasser verdampft, das Eiweiß setzt sich als braune Kruste am Boden ab. Geschmolzene Butter ist kein Ghee! Während des Kochvorgangs können Sie 2–3 getrocknete Curryblätter zufügen. Das Ghee wird körniger und noch haltbarer.

In einem dunklen Glas oder Tongefäß kühl und dunkel aufbewahrt, hält Ghee viele Monate oder länger. Ghee mit einem sauberen und trockenen Löffel entnehmen, sonst könnte es schimmeln!

Obwohl Ghee reines Fett ist, wird seine Heilwirkung im Ayurveda hoch eingeschätzt. Es aktiviert Leber, Galle, Bauchspeicheldrüse, reinigt die Körpergewebe und beruhigt den Geist. Es steigert Agni und ist für alle Doshas geeignet (für Kapha in kleinen Mengen!). Bei allen Ayurveda-Kuren wird Ghee zu therapeutischen Zwecken eingesetzt.

TIPP!

Nehmen Sie zur Arbeit ein Gläschen Ghee, eine kleine Menge Trikatu, Kapha-Churna und Tridosha-Curry mit. Für Ihr Mittagessen in der Kantine streuen Sie eine Messerspitze von einer der Mischungen über Gemüse, Suppe, Salat und geben etwas Ghee dazu. Das schmeckt gut, unterstützt Agni und das Abnehmen während der Arbeit.

Rezepte für die Entschlackungswoche

Wie die Entschlackungswoche abläuft, haben Sie bereits erfahren (Seite 49–51). Bevor wir zu den Rezepten kommen, noch ein paar allgemeine Hinweise:

● Verwenden Sie im Frühjahr reichlich frische Kräuter! Besonders Bärlauch und Koriander helfen beim Entschlacken.

● Frischen Koriander können Sie im Sommer auch selbst aus den Koriandersamen in einem Kräutertopf anzüchten. Ist Koriander nicht verfügbar, ersetzen Sie ihn durch frische Petersilie.

● Gerichte mit Linsen und Hülsenfrüchten blähen leicht. Bleibt der Deckel beim Kochen etwas geöffnet, kann mit dem Dampf das Luftelement entweichen. Immer Asafoetida dazugeben!

Blähungen vorbeugen

Peya (Reissuppe)

300 ml Wasser • 3 EL Basmati-Reis • $^1/_4$ TL Meersalz • $^1/_2$ TL Kapha-Churna • 1 TL frische Korianderblätter

1 Wasser zum Kochen bringen, gewaschenen Reis hineingeben, umrühren. Halb zugedeckt bei mittlerer Hitze 20 Min. kochen.

2 Gewürze untermischen, mit Korianderblättern garnieren.

Manda-Suppe

3 EL rote geschälte und halbierte Linsen • 300 ml Wasser • $^1/_2$ TL Garam Masala • $^1/_4$ TL Amchur • 1 Msp. Kurkuma • 1 Msp. Asafoetida • $^1/_2$ TL Kapha-Churna • $^1/_4$ TL Meersalz • 1 TL Schnittlauchröllchen

1 Die Linsen gut waschen und in lauwarmem Wasser 30 Min. einweichen. Das Wasser anschließend wegschütten.

2 300 ml Wasser zum Kochen bringen. Die Linsen und alle Gewürze dazugeben, umrühren. Bei kleiner Hitze ohne Deckel 45 Min. kochen, dazwischen umrühren.

3 Die Suppe mit Salz abschmecken und mit den Schnittlauchröllchen garnieren.

Die Manda-Suppe steht jeden zweiten Tag der Entschlackungswoche auf dem Programm.

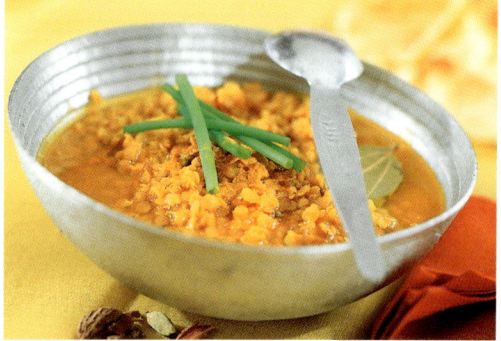

Gemüsesuppe

250 g Gemüse (zum Beispiel Sellerie, Zucchini, Karotten, Bohnen, Zwiebeln) • 300 ml Wasser • 1 Msp. Bockshornkleepulver • 1 Msp. Kreuzkümmel gemahlen • $^1/_2$ TL Ingwer, gerieben • $^1/_2$ TL Zitronensaft • $^1/_4$ TL Meersalz • $^1/_2$ TL Ghee • 1 TL frischer Koriander

1 Gemüse waschen und in kleine Stücke schneiden. Wasser zum Kochen bringen.

2 Anschließend Gemüse sowie Gewürze und Salz in das kochende Wasser geben und in 15–20 Min. gar kochen.

3 Zitronensaft unterrühren und die Suppe grob pürieren. Mit Salz abschmecken, Ghee und geschnittene Korianderblätter darüber geben, heiß servieren.

Villepy-Suppe

3 EL Mungbohnen ganz • 300 ml Wasser • je 2 Msp. gemahlener Ingwer, Fenchel, Koriander, Amchur, Kurkuma, Kreuzkümmel • je 1 Msp. Chili gemahlen und Asafoetida • 1 TL Honig • $^1/_4$ TL Meersalz

1 Mungbohnen gut waschen, in einer Schüssel mit warmem Wasser bei Zimmertemperatur über Nacht stehen lassen.

2 Am nächsten Tag das Wasser wegschütten, 300 ml Wasser zum Kochen bringen, die Mungbohnen mit Asafoetida 45 Min. kochen, bis sie weich sind. Pürieren, Gewürze und Salz dazugeben und weitere 5 Min. kochen lassen.

3 Den Honig in die Suppe verrühren. Nicht mehr kochen und gleich essen.

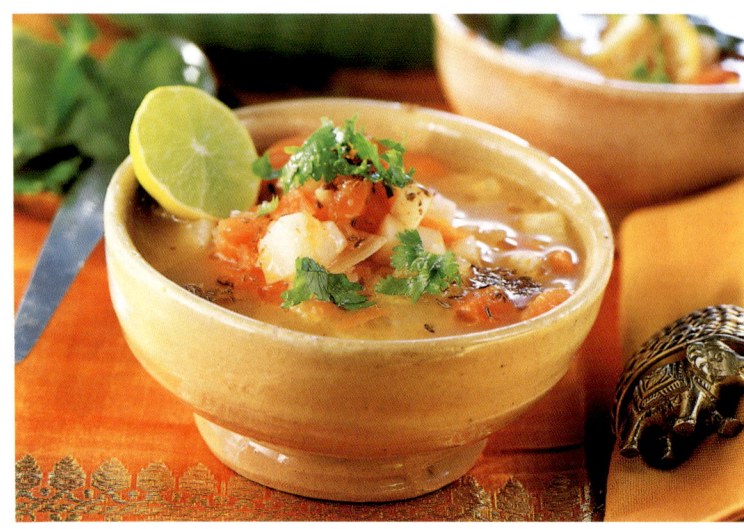

Diese Gemüsesuppe dürfen Sie sich am siebten Tag der Entschlackungswoche gönnen.

Kichadi

*3 EL Basmatireis • 2 EL gelbe
Munglinsen (Mung Dal) •
1 TL Ghee • je $^1/_4$ TL Kreuzkümmel, Senfkörner und Ajwain • je 2
Nelken und Kardamomkapseln •
1 Msp. Asafoetida • 150–200 ml
warmes Wasser • Salz*

1 Reis und Mung Dal in ein Sieb
geben und waschen.

2 Ghee erhitzen, alle Gewürze
zufügen und anbraten, bis sie
springen. Anschließend Reis und
Dal zugeben und 1 Min. leicht
anrösten.

3 Wasser und Salz zugeben, zugedeckt 5 Min. wallend kochen
und für weitere 5 Min. bei ausge-
schalteter Flamme nachquellen
lassen.

TIPP!

Das Kichadi-Rezept können Sie auch abwan-
deln und zum Beispiel mit roten halbierten
Linsen zubereiten. Sie sind unter dem Namen
Masoor Dal in Asialäden erhältlich. Allerdings
ist Mung Dal am leichtesten verdaulich und
auch für empfindlichere Mägen geeignet.

Papaddam geröstet

Papaddam sind hauchdünne
halbfertige Linsenfladen, die
handgearbeitet und sonnenge-
trocknet aus Indien nach Europa
importiert werden.

1 Backofen auf starke Hitze
(Grillfunktion) anheizen.

2 Papaddam auf einen Rost legen und auf der obersten Schiene
höchstens 30 Sekunden rösten.
Wenn die Fladen kleine Blasen
bilden und hellbraun sind, sind
sie fertig. Herausnehmen und
vor dem Verzehr etwas abkühlen
lassen.

Gedünstetes Apfelkompott

*1 herber Apfel • 300 ml Wasser •
$^1/_2$ TL Ghee • 1 TL Rosinen •
$^1/_4$ TL Zimt • Rosenwasser*

1 Apfel waschen, Kerngehäuse
entfernen, in Achtel teilen.

2 Ghee erhitzen, Apfel und Rosinen darin einige Minuten unter
Rühren andünsten. Mit Wasser
auffüllen, Zimt zufügen und 5–10
Min. (je nach Apfelsorte) bei kleiner Hitze schmoren.

3 Vor dem Servieren das Kompott mit einigen Tropfen Rosenwasser verfeinern.

Kompott von Trockenobst

*70 g Trockenobst (zum Beispiel
Aprikosen, Äpfel, Pflaumen) •
300 ml Wasser • je $^1/_4$ TL Amchur,
Ingwer gemahlen, Zimt, Nelkenpulver*

1 Trockenobst waschen und zusammen mit 300 ml Wasser und
den Gewürzen über Nacht einweichen.

2 Am nächsten Tag 10 Min. kochen. Warm essen.

Getränke

Ingwerwasser

1 TL frische Ingwerwurzel, dünn geschält und gestiftelt • 750 ml Wasser

1 Ingwer in eine Thermoskanne geben. Wasser 15 Min. kochen und aufgießen.

2 30 Min. ziehen lassen und schluckweise über den Tag verteilt trinken. Je länger das Ingwerwasser zieht, desto stärker wird es. Man kann mit 1 TL altem Honig süßen.

Zum Abnehmen das Ingwerwasser während der Heißwasserkur und zu den Mahlzeiten regelmäßig trinken. Ingwerwasser eignet sich besonders gut in der kalten Jahreszeit. Im Sommer können Sie es lauwarm trinken.

Ingwer, das Universalheilmittel im Ayurveda.

Mango-Getränk (Panhee)

1 grüne unreife Mango • 1 EL Waldhonig • 1 Msp. Steinsalz • 1/2 TL Galgantpulver • 300 ml Wasser

1 Mango schälen und grob schneiden.

2 Wasser zum Kochen bringen, Mangostücke und Steinsalz zufügen und zugedeckt für 10 Min. kochen. Anschließend ohne Deckel 30 Min. lang abkühlen lassen. Die restlichen Gewürze zumischen und pürieren.

3 Flüssigkeitsmenge selber steuern und bei Zimmertemperatur trinken.

Rohe Mango hat einen sauren Geschmack. Sie wirkt erhitzend und nimmt beim Kochen das Element Feuer an. Obwohl es innerlich erwärmend wirkt, ist das Getränk ein wunderbarer Durstlöscher!

Durstlöscher Panhee

Gewürz-Apfeltee

500 ml naturtrüber Apfelsaft • 1 EL Tridosha-Gewürzmischung • 500 ml Wasser

1 Wasser zum Kochen bringen. Hitze reduzieren, Teemischung zugeben und mindestens 15 Min. ziehen lassen.

2 Apfelsaft untermischen und für weitere 2 Min. ziehen lassen. Durch ein Sieb in eine Thermoskanne umfüllen.

Trinken Sie den Gewürz-Apfeltee im Sommer lauwarm, in den übrigen Jahreszeiten heiß.

Jahreszeiten-Ent-schlackungstees

Wir schlagen Ihnen auf dieser Seite verschiedene Teemischungen aus Kräutern und Gewürzen vor. Probieren Sie aus!

Frühjahr

1 TL Senfkörner • 1 TL Salbeiblätter • 1 TL Wacholderbeeren • $^1/_4$ TL Zimt • 2 l Wasser
1 Wasser 20 Min. kochen. Hitze reduzieren, Gewürze zufügen.
2 Zugedeckt 30 Min. ziehen lassen. Durch ein Sieb in eine Thermoskanne umfüllen. Tagsüber schluckweise trinken.

Sommer

$^1/_2$ TL Kardamom gemahlen • $^1/_2$ TL Ingwer gemahlen • $^1/_4$ TL Zimt • $^1/_2$ TL getr. Thymian • $^1/_4$ TL getr. Basilikum • 2 l Wasser
1 Die Gewürze mischen und in eine Thermoskanne geben.
2 Wasser 20 Min. kochen lassen und dann aufgießen. 20 Min. ziehen lassen. Über den Tag verteilt trinken.

Auch für's Büro: Thermoskanne mit Tee

Herbst

$^1/_2$ TL Galgantpulver • 1 Msp. Asafoetida • $^1/_4$ TL Ajwain • $^1/_2$ TL getrocknete Birkenblätter • $^1/_4$ TL Muskatnuss gemahlen • 1 l Wasser

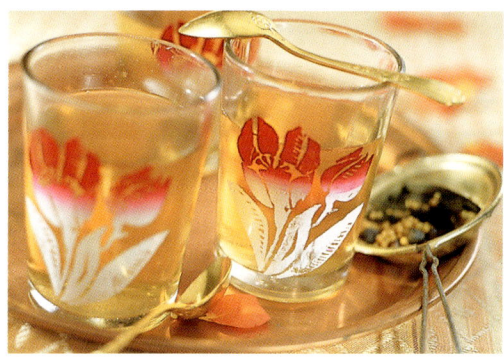

1 Alle Gewürze in eine Thermoskanne geben.
2 Tee wie im Sommer-Rezept zubereiten.

Winter

$^1/_2$ TL Nelken • 1 TL Kardamom • 1 EL Koriander ganz • 1 EL Fenchel, ganz • 1 TL Anissamen • 1 TL Zimt, gemahlen • 1 EL Ingwer, gemahlen
1 Alle Gewürze außer Zimt und Ingwer in einer Pfanne 2–3 Min. trocken rösten. Abkühlen lassen und anschließend in einem Mörser zerstoßen beziehungsweise in einer elektrischen Kaffeemühle mahlen.
2 Zimt und Ingwer zumischen, kühl und dunkel aufbewahren. Für eine Thermoskanne braucht man 1 TL von dieser Mischung. Zubereitung siehe Frühjahrs-Rezept. Der Wintertee ist Agnisteigernd und verdauungsfördernd.

Für den Frühlingstee benötigen Sie Senfkörner, Salbeiblätter, Wacholderbeeren und Zimt.

Frühstücksgerichte

Dinkelkhir

*3 El Dinkelflocken • 1 TL Ghee •
200 ml Ziegenmilch oder Wasser •
1 Msp. gemahlener Kardamom •
etwas Salz • 1 TL gehackte Mandeln • 1 EL Waldhonig*

1 Bei kleiner Hitze Ghee erhitzen
und die Flocken 5 Min. leicht
rösten. Langsam Milch oder Wasser zufügen, Kardamom zugeben
und bei mittlerer Hitze 10–15
Min. weich kochen.

2 Mandeln und Honig unterrühren und warm servieren.
Anstatt Dinkel kann man auch
Roggen- oder Gerstenflocken
verwenden, aber bitte keine Ha-
ferflocken – sie verschleimen.

**Keine Hafer-
flocken zum
Frühstück**

Gemüse Upma

*3 EL Semolina (feinster Weizen-
grieß) oder Dinkelgrieß • $^1/_2$ kleine
weiße Zwiebel • 1 EL Ghee • je $^1/_4$
TL Kreuzkümmel und Senfkörner
• $^1/_2$ TL Tridosha-Curry • $^1/_2$ TL
frisch geriebener Ingwer • $^1/_2$ Tomate • 1 EL Kokosflocken • $^1/_4$ TL
geriebener Jaggery • 200 ml warmes Wasser • Salz • 1 EL frisches
Koriandergrün*

1 Zwiebel und Korianderblätter
fein hacken, Tomate waschen und
fein würfeln.

2 In einem kleinen Topf Ghee erhitzen, Kreuzkümmel und Senfkörner hineingeben. Wenn sie
platzen, gehackte Zwiebel zugeben, Hitze reduzieren und 3 Min.
anschwitzen.

3 Semolina oder Grieß zufügen,
2 Min. anrösten. Restliche Zutaten außer Wasser und Koriandergrün zugeben und das Wasser
mit einem Rührbesen einrühren.

4 Unter Rühren 3 Min. garen, bis
der Grieß anzieht. Mit Koriandergrün garnieren.

Dosai (Pfannkuchen)

*50 g Basmatireis • 50 g weiße Lin-
sen (Urid Dal) • $^1/_4$ TL Bockshornkleesamen • 1 EL Ghee • Salz •
Wasser*

1 Reis, Linsen, Bockshornkleesamen waschen und in $^1/_2$ l lauwarmem Wasser 5–6 Std. oder
über Nacht einweichen.

2 Wasser abgießen, 200 ml lauwarmes Wasser und etwas Salz
zugeben und in einem Mixer
fein pürieren. Es soll eine feine
Pfannkuchenteigkonsistenz entstehen.

3 Die Masse nochmals an einem
warmen Platz, zum Beispiel auf

einem Heizkörper, weitere 5–6 Std. quellen lassen.

4 Eine Pfanne erhitzen, ein paar Tropfen Ghee hineingeben, die Masse mit einem Holzlöffel gut umrühren. Beschichtete Teflonpfannen eignen sich dafür am besten, da man sonst zu viel Fett benötigt.

5 3 EL Teig in die Pfanne geben, dünn verteilen und bei mittlerer Hitze 2–3 Min. braten. Wenden und nochmals 2–3 Min. weiter braten.

6 Die Prozedur mit der restlichen Masse wiederholen.

Dazu passt zum Beispiel Apfel-Chutney (Seite 119).

Dosai schmecken auch sehr gut, wenn sie mit Bombay Alu (Seite 115) gefüllt werden. Wichtig: immer dünn und knusprig braten!

Polenta Shira

75 g feiner Polentagrieß • 1 TL Ghee • 250 ml Sojamilch • 50 ml Wasser • je 1 Msp. gemahlener Kardamom und Muskatnuss • 4 Safranfäden • 1 EL Reissirup • 1 TL gehackte Mandeln

1 Sojamilch und Wasser in einem Topf zusammen mit Gewürzen erwärmen.

2 Ghee in einem zweiten Topf erhitzen und den Polentagrieß bei mittlerer Hitze unter Rühren 2 Min. rösten.

3 Die Milch mit einem Rührbesen einrühren, Sirup und Mandeln zugeben und für eine weitere Min. unter Rühren köcheln lassen. Vom Herd nehmen und zugedeckt etwa 7 Min. quellen lassen.

Für die Dosai, die ayurvedischen Pfannkuchen, verwenden Sie am besten eine Teflonpfanne.

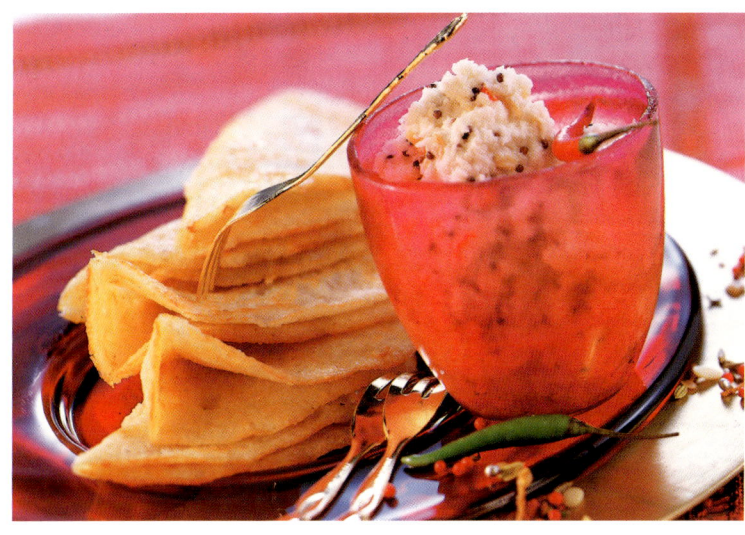

Pohe mit Auberginen

*5 EL Reisflocken • $^1/_4$ Aubergine •
$^1/_4$ rote Paprika • 1 EL Ghee • je
1 Msp. Asafoetida, Kurkuma und
gemahlener Kreuzkümmel • Salz •
1 TL Zitronensaft • 1 TL gehackte
Petersilie*

1 Gemüse waschen, Aubergine in
kleine Würfel, Paprika in feine
Streifen schneiden.
2 Ghee in einem kleinen Topf erhitzen, Auberginenwürfel darin
anbraten, etwas Wasser zugeben
und 3–5 Min. garen.
3 Reisflocken in einem Sieb etwa
10 Sekunden warm durchspülen,
abtropfen lassen und die Gewürze leicht untermischen.
4 Die Flocken und Zitronensaft
unterheben, abschmecken und
mit Paprikastreifen und Petersilie
garnieren.

*Bei Pohe
wichtig: eine
lockere Kon-
sistenz*

Gedünstete Apfelringe
mit Sprossen

*1 säuerlicher Apfel (zum Besipiel
Boskop) • 150 ml Wasser • je
1 Msp. Kurkuma, Nelkenpulver,
Zimt und Amchur • 1 El geröstete
Roggenflocken • 1 El Birnendick-
saft • $^1/_2$ TL Zitronensaft • 1 TL
Bockshornkleesprossen*

1 Apfel schälen, entkernen und
in Scheiben schneiden, mit Zitronensaft beträufeln.
2 Wasser mit Gewürzen und
Flocken 5 Min. kochen, dann Ap-

TIPP!
Variieren Sie das Rezept doch einmal, und ersetzen Sie den Apfel durch eine Birne. Die Zubereitung erfolgt in gleicher Weise wie beim
Apfelkompott. Statt der Bockshornkleesprossen streuen Sie vor dem Servieren einen
Teelöffel gerösteter Sonnenblumenkerne
über das Birnenkompott.

felscheiben zugeben und 10 Min.
zugedeckt bei schwacher Hitze
ziehen lassen. Mit Birnendicksaft
süßen, mit Sprossen garnieren.

Pikantes Hirsemüsli

*100 ml Wasser • 2 EL Hirse •
3 Minzeblätter • 2 Datteln getrocknet, klein geschnitten • 1 EL
Walnüsse, grob • 1 Msp. Zimt •
1 EL Waldhonig • $^1/_2$ Grapefruit,
geschält und in Spalten zerteilt •
2 EL Dinkel-Cornflakes*

1 Wasser zum Kochen bringen,
Hirse zufügen und zugedeckt 5
Min. kochen. Hitze ausschalten,
ca. 10 Min. weiter am Herd quellen lassen.
2 Mit Honig leicht vermischen
und etwas abkühlen lassen.
3 Ghee in einer Pfanne erwärmen. Walnüsse und Datteln 1–2
Min. leicht anrösten und über
das Müsli geben.
4 Grapefruitspalten und Cornflakes darüber verteilen. Mit
Minze garnieren.

Mittagsgerichte

Gemüse- und Tofugerichte

Gemüse in Curry-Pesto

*1 TL Ghee • 1 TL Panch Puren •
1 Karotte • 250 ml Wasser •
$^1/_4$ Blumenkohl • $^1/_4$ Zucchini •
1 Tomate • 1 TL Tridosha-Curry •
1 EL Pesto (Basilikumpaste) • 1 EL
gemahlene Mandeln • Salz*

1 Ghee erhitzen, Panch Puren
zufügen, warten, bis die Gewürze
platzen. Hitze reduzieren.

2 Unter Rühren gewürfelte Karotten zugeben, kurz anbraten,
Wasser zumischen und 5 Min.
zugedeckt kochen.

3 Blumenkohlröschen und gewürfelte Zucchini hineingeben,
weitere 5 Min. bissfest kochen.
Mandeln, Curry, Pesto zufügen,
ohne Deckel 2 Min. weiter garen.
Abschmecken, mit Tomaten-
stücken garnieren.
Dazu passt Kichadi (Seite 89).

Dal (Mus aus gelben Linsen)

*3 EL (etwa 100 g) Mungdal • 300
ml Wasser • $^1/_2$ TL frischer klein
geschnittener Ingwer • je 1 Msp.
Asafoetida und Kurkuma • 1 TL*

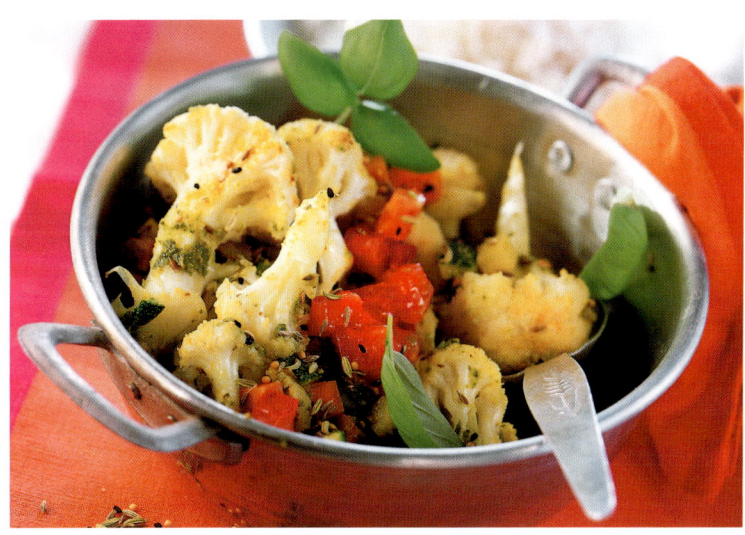

Vitamine
tanken:
Gemüse in
Curry-Pesto.

Dal, das exotische Linsengericht

Jaggery • 1 TL Ghee • $^1/_2$ TL Kreuzkümmel • $^1/_4$ TL Senfkörner • 4 Curryblätter • $^1/_2$ frische klein geschnittene Chilischote • 1 kleine Tomate, klein geschnitten • $^1/_2$ TL Zitronensaft • $^1/_2$ TL frischer Koriander oder Petersilie, gehackt

1 Linsen gut waschen und in gut einem halben Liter Wasser mindestens 30 Min. einweichen. Wasser wegschütten.

2 300 ml Wasser erwärmen, Linsen, Ingwer, Asafoetida, Jaggery und Kurkuma zufügen und ohne Deckel bei mittlerer Hitze 20 Min. kochen. Bei kleiner Hitze weiter garen, ab und zu umrühren.

3 Inzwischen in einem Topf Ghee erhitzen, Kreuzkümmel, Senf, Curryblätter und Chilischote zufügen, warten, bis sie zerplatzen. Hitze reduzieren, Tomatenstücke unterrühren. Alles unter das Linsengericht mischen. Umrühren.

4 Mit Zitronensaft und Salz abschmecken. Garnieren mit Kräutergrün.

Nach Wahl: 2 EL Auberginen-Würfel zusammen mit den Linsen kochen. Als Beilage passt Chapati (Seite 114) und Ingwer-Dattel-Pickles (Seite 117).

Weißkohl-Brokkoli-Gericht

1 TL gelbe Linsen • 100 ml Wasser • 1 TL Panch Puren • $^1/_2$ frische Chilischote fein gehackt • je 1 Msp. Kurkuma und Asafoetida • 250 g Weißkohl in mittelgroße Streifen geschnitten • $^1/_2$ Brokkoli in Röschen • 1 EL Kokosflocken • Salz • 1 TL frischer Koriander oder Petersilie, gehackt

1 Gelbe Linsen waschen und in 100 ml lauwarmem Wasser 15 Min. einweichen.

2 Ghee erhitzen, Panch Puren zufügen, Hitze reduzieren. Wenn die Gewürze platzen, sofort Chili, Asafoetida, Kurkuma, Linsen und Wasser zugeben. Zugedeckt bei mittlerer Hitze 5 Min. kochen. Weißkohl und Kokosflocken zumischen, etwas umrühren. Zugedeckt 10 Min. weiter kochen, bis das Gemüse gar ist. Inzwischen Brokkoli zufügen und 3 Min. weiterkochen lassen.

3 Abschmecken, mit Kräutergrün garnieren.

Dazu passt zum Beispiel Bombay Alu (Seite 115).

Brokkoli-Kichererbsen-Gratin

50 g Kichererbsen • 250 g Brokkoliröschen • 2 TL Olivenöl • 1 gestrichenen EL Dinkelmehl • 150 ml Sojamilch • $^1/_2$ TL Kapha-Churna • $^1/_4$ TL gemahlenen Kreuzkümmel • $^1/_4$ TL Amchur • $^1/_2$ TL fein gehackter frischer Ingwer • 1 Msp. Muskatnuss • Salz und 1 TL gehackte Mandeln

TIPP!
Wenn man die Kichererbsen über Nacht einweicht, das Wasser wechselt und nochmals 24 Stunden stehen lässt, keimen sie an. Dadurch werden die Eiweißqualität und die Verdaulichkeit deutlich verbessert.

1 Kichererbsen waschen und in einem halben Liter lauwarmem Wasser über Nacht einweichen.
2 Kichererbsen abgießen und mit 250 ml frischem Wasser zirka 30 Min. gar kochen. Durch ein Sieb geben.
3 Ein Liter Wasser zum Kochen bringen, salzen und die Brokkoliröschen 3 Min. bissfest blanchieren. Kalt abschrecken.
4 Backofen auf 180 °C Umluft vorheizen.
5 In einem kleinen Topf Olivenöl erwärmen. Dinkelmehl zugeben und auf mittlerer Hitze 2–3 Min. anschwitzen. Die Sojamilch langsam unter Rühren mit dem Rührbesen zufügen, um Klümpchenbildung zu vermeiden. Die restlichen Gewürze außer den Mandeln zugeben, 5 Min. köcheln lassen. Gelegentlich rühren.
6 Brokkoli und Kichererbsen mischen, in eine feuerfeste Form geben, die Sauce darüber verteilen und 10 Min. backen. Nach ca. 7 Min. die gehackten Mandeln darüber streuen und fertig backen, bis die Mandeln goldbraun sind.

Palak-Tofu Masala (Pikanter Spinat mit gebackenem Tofu)

75 g Tofu • $^1/_4$ TL Tandoori Masala • 1 Msp. Kurkuma • 2–3 EL Wasser • Salz • 250 g frischen Blattspinat • $^1/_4$ kleine weiße Zwiebel • $^1/_2$ Knoblauchzehe • $^1/_2$ TL frisch geriebener Ingwer • $^1/_2$ Tomate • $^1/_2$ TL gemahlener Koriander • $^1/_2$ TL Zitronensaft • $^1/_2$ TL Ghee

1 Backofen auf 150 °C Umluft vorheizen. Den Tofu in 1–1$^1/_2$ cm große Würfel schneiden. In einer Schüssel Tandoori Masala, Kurkuma, etwas Salz und 1 EL Wasser mischen und den Tofu darin marinieren.
2 Alles in eine feuerfeste Form oder ein Nest von doppelt gelegter Alufolie geben und im Ofen 10 Min. backen.
3 In der Zwischenzeit Spinat verlesen und gut waschen. Zwiebel und Knoblauch hacken, Ingwer hacken und Tomate in kleine Würfel schneiden.
4 2–3 EL Wasser zum Kochen bringen, Spinatblätter hineingeben und zugedeckt für 5–7 Min. garen. Abkühlen lassen und in grobe Stücke schneiden.
5 In einem mittelgroßen Topf das Ghee erhitzen, Zwiebel und Knoblauch zufügen und bei mittlerer Hitze dünsten. Ingwer und Koriander, Tomatenwürfel und die gehackten Spinatblätter mit

Für Leute, die es pikant mögen

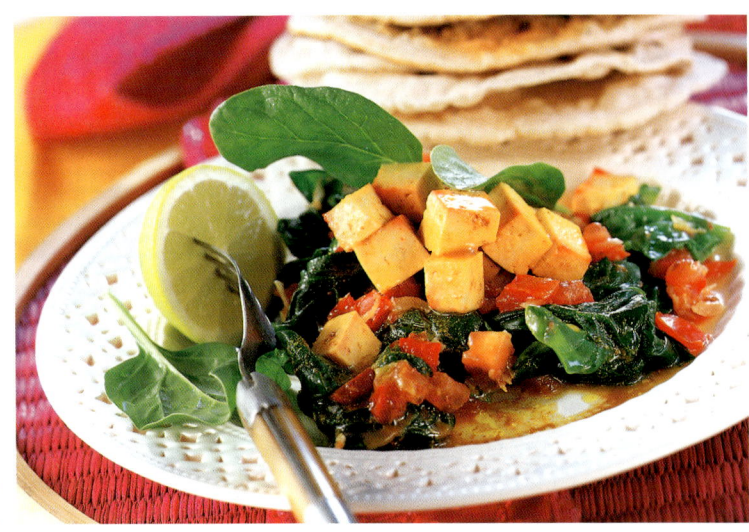

Spinat pikant zubereitet: Palak-Tofu Masala.

dem Spinatwasser zugeben und bei mittlerer Hitze unter Rühren ca. 3–5 Min. leicht köcheln. Mit Salz und Zitronensaft abschmecken. Auf einem Teller anrichten und die inzwischen fertig gebackenen Tofuwürfel in die Mitte setzen.

Dazu passen Chapati (Seite 114) und Papaya Dilruba (Seite 122).

Bohnen-Paprika Subzi

75 g grüne Bohnen • 1 gelbe Paprika • 5 Cocktailtomaten • 1 Frühlingszwiebel • $^1/_2$ TL frisch geriebener Ingwer • 1 TL Ghee • $^1/_2$ TL frisches gehacktes Bohnenkraut • $^1/_2$ TL Tridosha-Curry • ca. 3 EL Wasser • 1 EL Sesampulver oder Gomasio • Salz

1 Gemüse waschen, putzen und in 1–2 cm große Stücke schneiden. Die Frühlingszwiebel in feine Streifen schneiden, dabei das Weiße und Grüne trennen. Die Cocktailtomaten halbieren.

2 In einer Pfanne Ghee erwärmen und das Weiße der Frühlingszwiebeln bei mittlerer Hitze 2–4 Min. dünsten. Bohnen, Bohnenkraut und 3 EL Wasser zugeben und zugedeckt 5 Min. garen. Tomaten, Paprika, Ingwer und Curry zufügen und weitere 3 Min. bei starker Hitze braten. Die Paprika soll bissfest bleiben.

3 Sesampulver oder Gomasio sowie Zwiebelgrün zugeben, abschmecken und mit Basmatireis servieren.

Dazu passen Bulgur-Risotto (Seite 111), Quinoa oder Vollkornnudeln.

Mung Pola (Omelette aus gekeimten Mungbohnen)

150 g Mungbohnensprossen oder 60 g Mungbohnen selber keimen •
$^1/_2$ frische grüne Chilischote •
$^1/_2$ TL frisch geriebener Ingwer •
1 TL Zitronensaft • $^1/_2$ TL gemahlener Kreuzkümmel • 2–4 EL Kichererbsenmehl • 100 ml Wasser •
Salz • 1 EL frisches Koriandergrün

1 Alle Zutaten außer Koriandergrün in einem Mixer gut pürieren, es soll ein etwas festerer Pfannkuchenteig entstehen. Erst mit 2 EL Kichererbsenmehl versuchen, sonst noch mehr zugeben.

2 In eine Schüssel umfüllen, geschnittenes Koriandergrün untermischen und abschmecken.

3 Eine beschichtete Pfanne erwärmen, 2–3 EL von der Masse hineingeben und rund $^1/_2$ cm dick verstreichen. 1–2 Min. braten, wenden und 1–2 Min. weiterbraten. Sollte es trotzdem kleben, etwas Öl verwenden (bei einer normalen Pfanne auf jeden Fall notwendig).

4 Prozedur mit der nächsten Teigportion wiederholen.

Dazu passt zum Beispiel Tomaten-Chutney (Seite 119).

Gebackene Okraschoten

100 g frische Okraschoten •
2 El Kichererbsenmehl • $^1/_2$ TL Kapha-Churna oder Garam Masala •
4 EL Wasser • Salz • 1 TL ungeschälter Sesam

1 Die Okraschoten waschen, abtrocknen und längs halbieren.

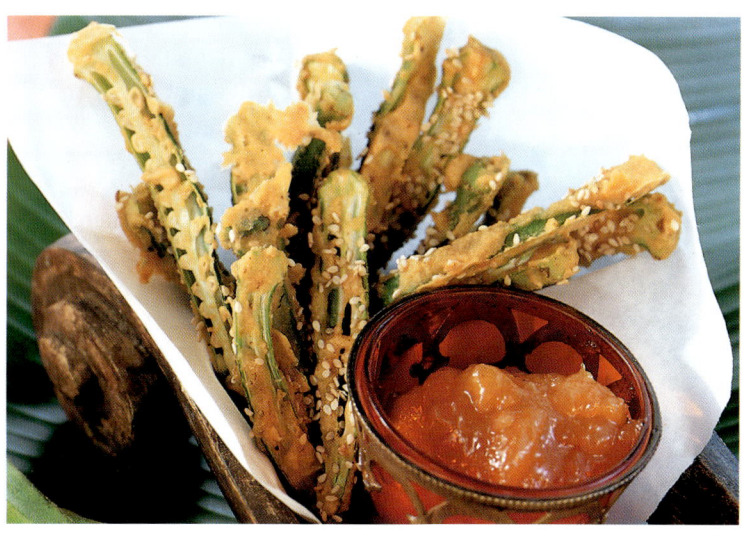

Ein exotischer Genuss: gebackene Okraschoten.

Den Ofen auf 180 °C Umluft vorheizen.

2 Kichererbsenmehl mit Gewürzen und Wasser zu einem Teig rühren (Schneebesen). Die Okraschoten durch den Teig ziehen und auf ein Backblech mit Backpapier legen.

3 Mit Sesam bestreuen und 10 Min. backen.

Dazu passt zum Beispiel Pfirsich-Dip (Seite 117).

Frische Okraschoten gibt es auch in türkischen Läden

Usal (Sprossengemüse in Tomaten-Rosenkohl-Ragout)

6 EL Mungbohnensprossen • 4 Rosenkohlröschen, halbiert • 1 Tomate, gewürfelt • 1/2 frische Chilischote, entkernt, halbiert • 250 ml Wasser • 1 TL Tridosha-Currymischung • 1 TL Ghee • 1/2 Zwiebel, fein gehackt • 1/2 TL Ingwer, frisch, gerieben • 1/2 TL Panch Puren • 2 EL Kokosmilch • Salz • 1 TL frischer Koriander oder Petersilie, gehackt

1 Wasser zum Kochen bringen, Rosenkohl zufügen und zugedeckt bei mittlerer Hitze 10 Min. kochen.

2 Ghee erhitzen, Panch Puren zufügen, platzen lassen. Hitze reduzieren, Zwiebeln und Chili zugeben und 1 Min. andünsten. Ingwer, Sprossen und Tridosha-Curry untermischen, kurz mitbraten.

3 Rosenkohl zusammen mit Kohlwasser und Tomate dazugeben, bei mittlerer Hitze ohne Deckel 10 Min. lang kochen. Danach die Kokosmilch unterrühren und noch 1 Min. weiterkochen lassen. Mit Petersilie oder frischen Korianderblättern garniert servieren.

Girgaumi (Tofu in Safransauce mit Kartoffelpüree)

100 g Tofu, gewürfelt • 1 kleine Kartoffel • 150 ml Ziegenmilch • 6–8 Fäden Safran • 1 TL Tandoori Masala • 2 Msp. Amchur • 1 Msp. Kurkuma • 2 EL Wasser • 1 TL Pinienkerne • Salz

1 Kartoffel weich kochen, schälen und in Würfel schneiden.

2 Backofen auf 180 °C vorheizen.

3 Tofu mit Tandoori Masala, Amchur und Wasser vermischen, mit Salz abschmecken. In einer feuerfesten Form auf mittlerer Schiene 5–7 Min. backen.

4 Safran mit 1 TL heißem Wasser vermischen, zur Seite stellen.

5 Kartoffel mit Kurkuma und Ziegenmilch glatt pürieren und bei mittlerer Hitze 5 Min. lang köcheln lassen. Danach Safran zufügen und bei niedriger Hitze unter Rühren für weitere 3–5 Min. kochen.

6 Die Safran-Kartoffel-Sauce auf einem Teller anrichten, Tofu darüber geben und mit Pinienkernen bestreuen.

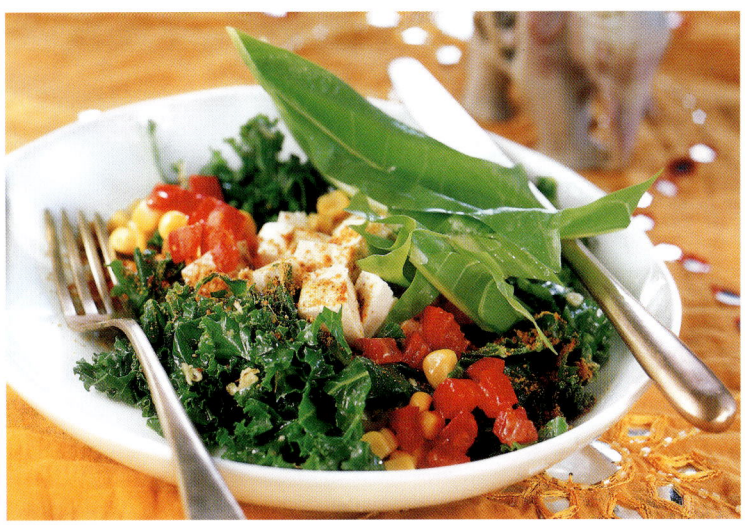

Bhurgi: ge-
hackter Tofu
auf Grün-
kohlbett.

Bhurgi (gehackter Tofu auf Grünkohlbett)

*200 g Grünkohl • 6 EL Wasser •
1 TL Ghee • 1 TL Ingwer, gerieben
• 1 kleine Tomate, gewürfelt •
$^{1}/_{4}$ TL Anis • $^{1}/_{4}$ TL Ajwain • 100 g
Tofu, grob gehackt • 1 Msp. Zimt •
Maiskörner von $^{1}/_{2}$ frischem
Gemüsemais • 2 Löwenzahnblät-
ter, grob geschnitten • 1 Msp.
Kapha-Churna • Salz*

1 Grünkohl waschen, Rippen
und Stiele entfernen, in mittelgroße Streifen schneiden.

2 Wasser zum Kochen bringen
und die Maiskörner darin 5 Min.
bissfest blanchieren. Herausnehmen und warm halten.

3 Ghee erhitzen, Anis und
Ajwain zum Platzen bringen. Hitze reduzieren, Ingwer kurz mitbraten. Grünkohl und Zimt sowie Maiswasser zufügen, alles 15
Min. lang bei mittlerer Hitze zugedeckt schmoren lassen. Mit
Salz abschmecken.

4 Grünkohl auf einem Teller
rund auslegen, in die Mitte gehackten Tofu geben, mit Kapha-
Churna bestreuen und mit den
gewaschenen und grob geschnittenen Löwenzahnblättern garnieren. Über den Grünkohl die Tomatenwürfel geben. Zuletzt den
Tellerrand mit Maiskörnern bestreuen.

Es gibt verschiedene Arten von
Tofu. Im Naturkostladen oder im
Reformhaus finden Sie beispielsweise den Räucher- oder den Sei-
dentofu. Probieren Sie aus, welche Tofu-Sorte Ihnen am besten
schmeckt.

**Tofu ist nicht
gleich Tofu**

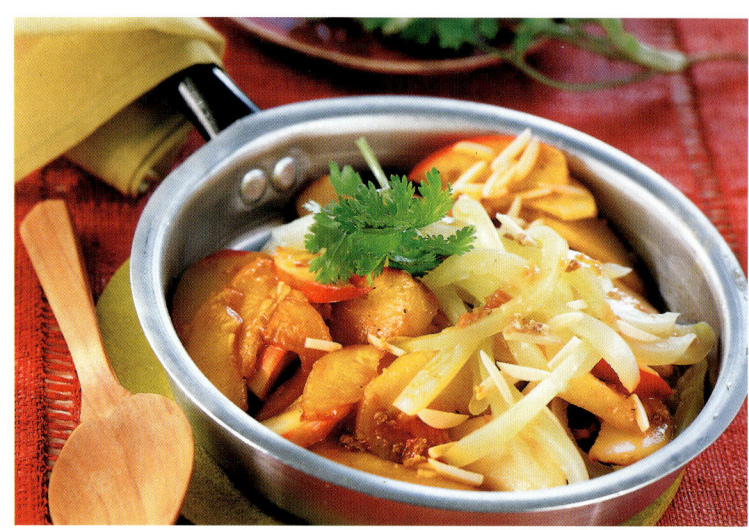

Ein leichtes Mittagessen: Obst-Paprika-Pfanne.

Obst-Paprika-Pfanne

1 Spitzpaprika • $^1/_4$ kleine weiße Zwiebel • 1 Knoblauchzehe • $^1/_2$ TL frisch geriebener Ingwer • 1 säuerlicher Apfel (zum Beispiel Boskop) • 1 Nektarine • 1 Birne • $^1/_2$ TL Sojasauce • 1 TL Zitronensaft • 1 EL geriebener Jaggery • 1 EL Olivenöl • 1 TL Mandelstifte • 2 EL Wasser • Salz • 1 TL frisches Koriandergrün

1 Gemüse und Obst waschen. Paprika putzen und in Streifen schneiden und Zwiebel und Knoblauch fein hacken. Das Obst entkernen, in Spalten schneiden und mit Zitronensaft und Sojasauce mischen.

2 In einer Pfanne das Öl erhitzen, Zwiebel und Knoblauch hineingeben und 2 Min. dünsten.

3 Paprika, Obst, Mandelstifte, Jaggery und Wasser zugeben und 3–4 Min. garen, bis die Flüssigkeit verdampft ist. Mit Salz abschmecken und mit Koriandergrün garniert servieren.

Gebackene Sellerieschnitzel

$^1/_2$ mittelgroße Sellerieknolle • 1 Msp. Kurkuma • Salz • 2 EL Kichererbsenmehl • 1 TL Tridosha-Curry • $^1/_2$ TL Tandoori Masala • $^1/_2$ TL Amchur • 1 EL Sesam • 1 TL Semolina oder Grieß • 3 EL Wasser • Salz

1 Sellerie waschen, schälen und in 3–4 fingerdicke Scheiben schneiden. In einem halben Liter Wasser mit Salz und Kurkuma bissfest garen, herausnehmen und kalt abschrecken, abtropfen lassen.

2 In der Zwischenzeit aus Kichererbsenmehl, Gewürzen, Semolina und Wasser einen dünnen Teig herstellen. Den Ofen auf 180 °C vorheizen.

3 Die Selleriescheiben in dem Teig wenden, auf ein mit Backpapier belegtes Blech legen, mit Sesam bestreuen und 15–20 Min. backen. Dabei eine Schüssel mit Wasser auf den Boden des Ofens stellen, um ein Austrocknen zu vermeiden.

Dazu passen Pfirsich-Dip (Seite 117) und Mung-Methi-Salat (Seite 113). Statt Sellerie kann man auch Kohlrabi verwenden.

Fenchel in feuriger Sauce

*1 Fenchel • 300 ml Wasser •
1 Tomate, waschen und schneiden
• 1 Zehe Knoblauch, gehackt • 1 TL
Kapha-Churna • $^1/_4$ TL Trikatu •
3 El warmes Wasser • $^1/_4$ TL Fenchel gemahlen • Salz*

1 Wasser zum Kochen bringen. Fenchel halbieren, ins Wasser geben, ohne Deckel bei mittlerer Hitze bissfest kochen (zirka 10 Min.). Fenchelgrün aufheben.

2 Backofen auf 200 °C (Grillfunktion) anheizen.

3 Den Fenchel in eine leicht geölte feuerfeste Form legen. Die restlichen Zutaten in einem Mixer 3–4 Min. lang glatt pürieren. Anschließend über den Fenchel verteilen.

4 Im Backofen 5 Min. auf oberster Schiene überbacken. Mit Fenchelgrün garniert servieren. Dazu passt Avocado-Sojasprossensalat (Seite 112).

Spargel-Karotten-Gericht

$^1/_2$ l Wasser • 2 Karotten, geschält, in längliche $^1/_2$ cm dicke Streifen geschnitten • 4 Spargel, gewaschen, geschält, vom Holz befreit • 1 EL Kichererbsenmehl • 1 TL Kapha-Churna • 1 Hand voll Feldsalat, gewaschen, abgetropft • 2 Bärlauchblätter, grob geschnitten • 1 TL Zitronensaft • Salz

1 Wasser zum Kochen bringen. Zitronensaft und $^1/_2$ TL Salz sowie die Karotten zugeben und bei starker Hitze 5 Min. bissfest blanchieren. Mit Schaumlöffel herausnehmen und warm halten.

2 Ins gleiche Wasser den Spargel geben und zirka 10 Min. kochen, je nach Dicke.

3 Den Rand eines Tellers mit Feldsalat dekorieren. Auf einer Hälfte Karotten anrichten, auf die andere Tellerhälfte den gekochten Spargel legen.

4 Kichererbsenmehl, Kapha-Churna ins Wasser geben und mit einem Mixstab pürieren. 1 Minute weiterkochen.

5 Sauce über den Spargel geben, Karotten mit Bärlauch garnieren. Dazu passt zum Beispiel Bombay Alu (Seite 115).

Das Rezept für die Spargelzeit

Fleisch- und Fischgerichte

Tandoori-Kaninchen auf Mangold

*1 Kaninchenschenkel (ca. 180 g) •
200 g küchenfertiger Mangold •
1 TL Ghee • 1 kleine weiße Zwiebel
• 2 Nelken • 1 Tomate • Grün von
1 Frühlingszwiebel • Salz
Für die Marinade: 100 g Magerjoghurt • 1 TL Tandoori Masala •
1 Msp. Chilipulver • 1/2 TL Garam
Masala • 1/2 TL frisch geriebener
Ingwer • 1/4 TL Kurkuma • 1 Knoblauchzehe • 1 TL geriebener Jaggery • 1/2 TL Bockshornkleeblätter*

1 Vom Kaninchenschenkel den
Schulterblattknochen abtrennen
und auf der Innenseite auf beiden Seiten des Knochens tief einschneiden (oder auch vom Metzger machen lassen). Auf diese
Weise kann die Marinade besser
einziehen und das Fleisch gart
gleichmäßig.

2 Für die Marinade alle Zutaten
mit dem Pürierstab mixen,
Bockshornkleeblätter zugeben
und den Kaninchenschenkel
mindestens 2 Std. im Kühlschrank darin marinieren (besser
über Nacht).

3 Den Ofen auf 180 °C Umluft
vorheizen. Das marinierte Fleisch
in eine feuerfeste Form legen, den
Rest der Marinade darüber geben
und 15 Min. backen.

4 Das Grün des Mangolds vom
Weißen trennen und in Streifen
schneiden. Die Zwiebel, die
Minzblätter und das Frühlings-

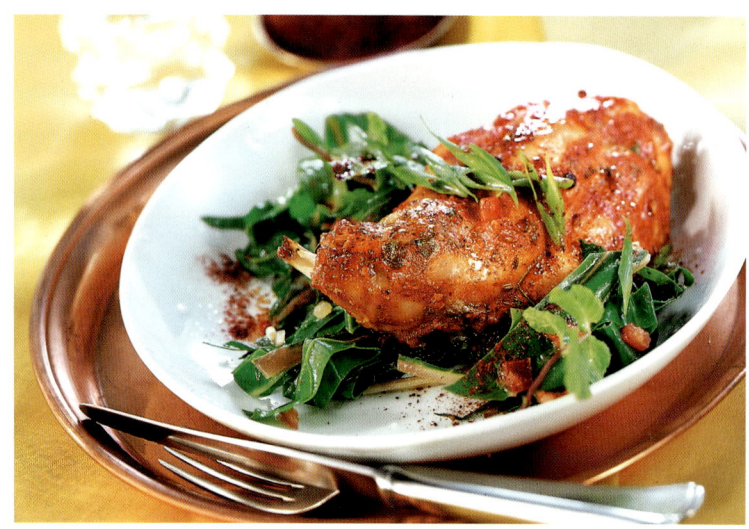

Wer auf
Fleisch nicht
verzichten
möchte:
herrlich würziges Tandoori-Kaninchen auf
Mangold.

zwiebelgrün in Streifen schneiden, die Tomate würfeln.

5 Das Ghee in einer Pfanne erhitzen, Zwiebel anbraten, Nelken und das Weiße vom Mangold zugeben und 5 Min. bei mittlerer Hitze braten. Tomatenwürfel, Minze und Mangoldgrün zufügen und 4 Min. garen. Mit Salz abschmecken.

6 Das Mangoldgemüse mittig auf einem Teller anrichten, den Kaninchenschenkel mit Marinade darauf geben, den Tellerrand mit Tandoorigewürz verzieren und mit Frühlingszwiebelgrün garnieren.

Dazu passt Kachumber (Seite 113). Alternativ können Sie statt Kaninchen Hähnchen- oder Putenbrustfilet verwenden; die Garzeit verkürzt sich auf 10 Min.

Shahi Kofta Masala (Lammhackfleischbällchen mit Sesam)

150 g mageres Lammhackfleisch • ¹/₂ kleine weiße Zwiebel • 1 Knoblauchzehe • 1 TL frischer Ingwer • ¹/₂ frische grüne Chilischote, alles fein gehackt • 1 TL Ghee • 2 EL Kichererbsenmehl • 1 TL Garam Masala • ¹/₄ TL Amchur • ¹/₂ TL frischer Majoran • Salz • 1 Eiweiß • 4 Minzblätter • 1 TL Sesam

1 Das Eiweiß mit etwas Salz verschlagen, den Ofen auf 200 °C Heißluft vorheizen.

2 Ghee heiß werden lassen, Zwiebeln, Knoblauch, Ingwer und Chili 2 Min. andünsten, Hackfleisch zufügen und 5 Min. bei mittlerer Hitze unter Rühren anbraten. Mit Salz abschmecken, abkühlen lassen.

3 Hackfleisch in eine Schüssel geben und mit den restlichen Zutaten außer Eiweiß, Sesam und Minze gut vermischen.

4 4–5 Bällchen formen, etwas flach drücken, durch das Eiweiß ziehen und im Sesam wenden.

5 Die Bällchen auf Backpapier setzen und 15 Min. backen. Mit frischer Minze garnieren und mit Basmatireis servieren. Dazu passt zum Beispiel Kürbis Raita (Seite 116).

Lammfleisch, einmal anders

Pikante Putenstreifen mit Chicoree und Kokos

120 g Putenbrust • ¹/₂ kleine weiße Zwiebel • 1 Tomate • ¹/₂ Chicoree • 1 TL Ghee • ¹/₂ TL Fenchelsamen • 1 Msp. Asafoetida • ¹/₄ TL Kapha-Churna • ¹/₂ TL gemahlener Koriander • 2 EL Kokosflocken oder frische Kokosnuss in dünnen Scheiben • 2 Salbeiblätter • 1 El frisches Koriandergrün

1 Fleisch in Streifen schneiden. Gemüse waschen, putzen, Tomate würfeln, Zwiebel hacken und Chicoree in Streifen schneiden. Korianderblätter hacken und Salbei in Streifen schneiden.

2 Ghee in einer Pfanne erhitzen, Fenchelsamen hineingeben und braten, bis sie platzen. Das Putenfleisch zufügen und anbraten. Kapha-Churna, gemahlenen Koriander, Asafoetida, Kokos, Tomate und Salbeistreifen zufügen und bei starker Hitze weiterkochen lassen.

3 Mit Sojasauce und Salz abschmecken, geschnittenen Chicoree untermischen und mit Koriandergrün garniert servieren. Sehr gut passt dazu Tridosha-Salat (Seite 113).

Zanderfilet in pikanter Koriandersauce

150–200 g Zanderfilet • 100 ml Wasser • 2 EL Kokosflocken • 3 EL frische Korianderblätter • 4 Minzblätter • $^1/_2$ grüne Chilischote • 1 Knoblauchzehe • $^1/_2$ TL frisch geriebener Ingwer • 1 TL Jaggery • 1 TL Zitronensaft • 1 TL gemahlener Koriander • 1 TL Ghee • $^1/_2$ TL Panch Puren • Salz

1 Alle Zutaten außer dem Fisch in einem Mixer oder mit dem Pürierstab mixen und abschmecken.
2 Backofen auf 180 °C vorheizen.
3 Etwas von der Sauce in eine feuerfeste Form geben. Das Zanderfilet würzen, auf die Sauce legen und restliche Sauce auf dem Filet verteilen. Im Ofen ca. 10 Min. backen (je nach Dicke des Fischfilets).

Probieren Sie das Rezept mit Ihrem Lieblingsfisch

Dazu passen Basmatireis und Mung-Methi-Salat (Seite 113). Das Zanderfilet kann auch durch einen anderen Fisch (zum Beispiel Rotbarsch oder Kabeljau) ersetzt werden.

Shrimps Biryani

100 g geschälte Shrimps • 50 g Basmatireis • $^1/_4$ rote Paprika • 4 cm Lauchstange • 1 Knoblauchzehe • 2 Lorbeerblätter • 2 Nelken • 2 Kardamomkapseln • 1 TL Tridosha-Curry • 150 ml warmes Wasser • 1 TL Zitronensaft • Salz • 1 TL Ghee • 1 EL Cashewnüsse

1 Den Reis kalt waschen, zur Seite stellen. Das Gemüse waschen, putzen, Lauch und Paprika in feine Streifen schneiden, Knoblauch hacken.
2 Ghee in einem Topf erwärmen, Nelken, Kardamom, Knoblauch und Lauchstreifen hineingeben und 1 Min. anbraten. Shrimps, Reis, Tridosha-Curry und etwas Salz zugeben und 2 Min. weiterbraten.
3 Wasser und Zitronensaft zufügen und bei mittlerer Hitze zugedeckt 5 Min. kochen. Hitze ausschalten und weitere 5 Min. quellen lassen. Mit Paprikastreifen und Cashewnüssen auf einem schönen Teller garniert heiß servieren.
Dazu passt zum Beispiel Apfel-Chutney (Seite 119).

Abendgerichte

Apfel-Curry-Suppe

1 TL Ghee • ¹/₄ kleine weiße Zwiebel • 1 Msp. Anissamen • 300 ml Wasser • 1 säuerlicher Apfel (zum Beispiel Boskop) • ¹/₄ TL Kapha-Churna • 1 Msp. Zimt • ¹/₂ TL Zitronensaft • Salz • 1 EL geröstete Dinkelflocken • 1 EL Kresse

1 Zwiebel klein hacken, Apfel schälen und in kleine Stücke schneiden, Dinkelflocken kurz rösten.

2 In einem Stieltopf Ghee erwärmen und Zwiebel und Anissamen 2–3 Min. dünsten. Geschnittenen Apfel und Wasser zufügen und zugedeckt bei mittlerer Hitze 10 Min. köcheln.

3 Kapha-Churna, Zimt, Zitronensaft und Salz zufügen und mit einem Mixstab pürieren. Mit gerösteten Dinkelflocken und Kresse garniert servieren.

Masoor Dal (Suppe aus roten Linsen)

1 TL Ghee • ¹/₄ TL Kreuzkümmel • ¹/₄ TL Anis • ¹/₄ TL Senfkörner • 1 Msp. Asafoetida • 1 Msp. Kurkuma • 50 g rote Linsen • 350 ml warmes Wasser • 1 TL Kokoscreme oder 1 EL Kokosmilch • 1 TL Jag-

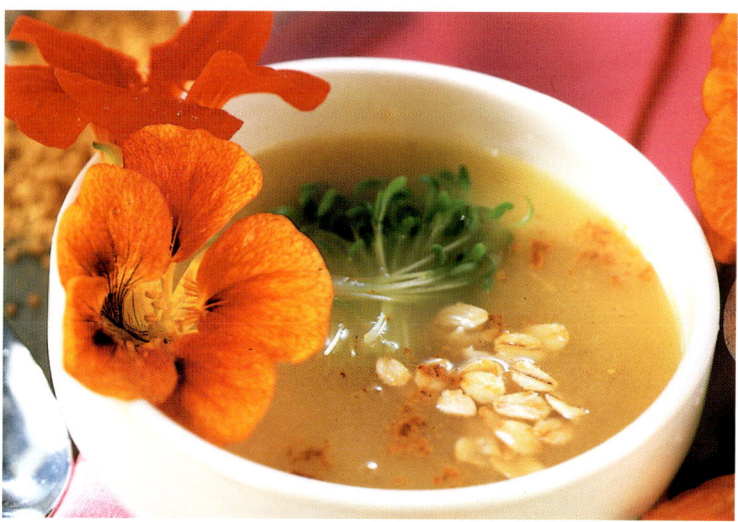

Apfel und Gewürze passen gut zusammen. Genießen Sie die fruchtig-scharfe Apfel-Curry-Suppe.

gery • $^1/_4$ TL Tridosha-Curry •
$^1/_2$ TL Zitronensaft • Salz •
$^1/_2$ TL Koriandergrün oder frische
Oreganoblätter

1 In einem Topf Ghee erhitzen.
Kreuzkümmel, Anis und Senfkörner hinzufügen und erhitzen,
bis sie platzen. Das geht sehr
schnell.

Linsensuppe

2 Topf vom Feuer nehmen und
rote Linsen, Asafoetida und Kurkuma hinzufügen. Bei mittlerer
Hitze etwa 1 Min. weiter rösten,
mit Wasser ablöschen und bei offenem Topf 10 Min. weiter
köcheln lassen.
3 Kokoscreme oder -milch, Jaggery, Tridosha-Curry, Zitronensaft und Salz zufügen und weitere
5 Min. garen.
4 Die Suppe mit einem Mixstab
gut pürieren und mit frischem
Koriander oder Oregano garniert
anrichten.

Rettich-Tahin-Suppe

300 ml Wasser • $^1/_2$ roter Rettich •
Salz • weißer Pfeffer • 1 TL Tahin •
etwas Grün vom Rettich

1 Wasser zum Kochen bringen.
2 Rettich schälen, klein schneiden. In das kochende Wasser geben und bei mittlerer Hitze 15
Min. kochen.
3 Mit Salz und Pfeffer würzen,
pürieren, Tahin untermischen
und mit geschnittenem Rettich-
grün garniert servieren.

Kürbissuppe

300 g Muskatkürbis • $^1/_4$ kleine
weiße Zwiebel • $^1/_2$ TL frisch geriebener Ingwer • $^1/_2$ Knoblauchzehe •
1 EL Basmatireis • 1 Msp. Kurkuma • 400 ml Wasser • Salz •
$^1/_2$ TL Kürbiskernöl • 1 TL gehackte Petersilie • 1 EL geröstete Kürbiskerne

**Kürbissuppe
hilft gegen
zu hohes
Cholesterin**

1 Den Kürbis entkernen, schälen
und klein schneiden. Zwiebel
und Knoblauch hacken. Wasser
zum Kochen bringen.
2 Die Kürbisstücke zusammen
mit dem Reis und den Gewürzen
15 Min. bei mittlerer Hitze
köcheln, bis der Kürbis weich ist.
Mit Kürbiskernöl pürieren, abschmecken und mit Petersilie
und Kürbiskernen garniert
servieren.

Gefüllte Zucchinischiffchen

$^1/_2$ längs halbierte mittelgroße
Zucchini • 50 g geräucherter Tofu •
$^1/_2$ Tomate • 2 TL Kichererbsen-
mehl • $^1/_4$ TL Kapha-Churna •
$^1/_4$ TL Amchur • $^1/_2$ TL gehackte
Mandeln • Salz • $^1/_2$ TL ungeschäl-
te Sesamsaat

1 Die Zucchini längs aushöhlen.
Tofu in sehr kleine Würfel
schneiden. Ofen auf 180 °C (Umluft) vorheizen.
2 Das ausgehöhlte Zucchini-
fleisch klein hacken und in eine
Schüssel geben. Tofu, Kichererb-

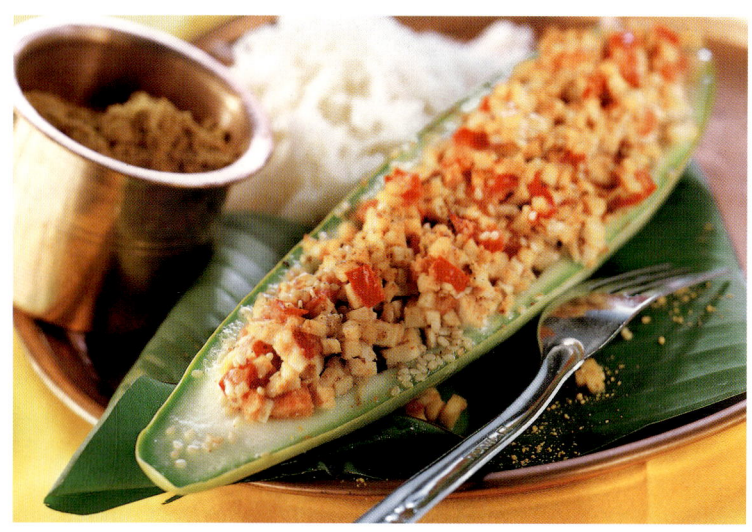

Gefüllte
Zucchini-
schiffchen
sind auch
für die
Augen ein
Genuss.

senmehl und Gewürze zugeben, gut mischen und 5 Min. ziehen lassen.

2 Die Zucchinihälfte mit Salz und Pfeffer würzen, mit der Masse füllen.

3 Mit Sesam bestreuen und im Ofen 10 Min. backen, bis der Sesam leicht braun wird.

Dazu passt Chicoree mit Grapefruit (Seite 114).

Kürbis Subzi

200 g Hokkaido-Kürbis • 1 TL Sonnenblumenöl • ¹/₄ TL Kreuzkümmel • ¹/₄ TL Senfkörner • ¹/₄ kleine weiße Zwiebel • 4–5 Curryblätter • ¹/₄ grüne Chilischote • Salz • 1 EL Kokosflocken • 5 Sauerkirschen oder ¹/₂ TL Tamarindenpaste • 1 EL Kürbiskerne

1 Kürbis waschen und in kleine Würfel schneiden. Zwiebel schälen und fein hacken.

2 Chilischote in feine Streifen schneiden. Sauerkirschen entkernen und halbieren.

3 In einem Topf Öl erhitzen. Kreuzkümmel und Senfkörner hineingeben. Wenn sie platzen, Curryblätter und gehackte Zwiebel hinzufügen und bei niedriger Hitze 2–3 Min. dünsten.

4 Chili, Kürbis und 1–2 EL Wasser zugeben, salzen und bei mittlerer Hitze zugedeckt 10–15 Min. garen.

5 Kokosflocken zugeben und offen weitere 3 Min. garen. Kirschen oder Tamarindenpaste zufügen und mit Kürbiskernen garniert servieren.

Dazu passt Kichadi (Seite 89).

Quinoa-Gemüsepfanne

500 ml Wasser • Salz • 50 g Quinoa • 1 TL Ghee • 2 Msp. Ajwain •
$^1/_4$ kleine weiße Zwiebel • $^1/_4$
Zucchini • 2 EL Gemüsemais •
$^1/_2$ grüne Paprika • 1 Frühlingszwiebel • $^1/_4$ TL frisch geriebener
Ingwer • $^1/_4$ TL Kräuter der Provence • Salz • 1 TL Zitronensaft •
1 TL Schnittlauchröllchen

1 Wasser zum Kochen bringen.
Etwas Salz und Quinoa dazugeben und bei mittlerer Hitze und
halb geöffnetem Deckel 15 Min.
bissfest garen. Durch ein Sieb abgießen und kurz abschrecken.
Das Quinoa soll locker-körnig
sein.
2 Während das Quinoa kocht,
Gemüse säubern und klein
schneiden und den Ingwer reiben.
3 In einer Pfanne Ghee erhitzen,
Ajwain zufügen und die Samen
platzen lassen. Hitze reduzieren,
Zwiebelwürfel zugeben und
3 Min. dünsten. Alle restlichen
Gemüse und Ingwer zufügen,
1 weitere Min. dünsten. Quinoa,
Kräuter der Provence, Zitronensaft und Salz zugeben, leicht, aber
gut mischen und mit Schnittlauch garniert servieren.
Dazu passt Oliven-Petersilien-
Chutney (Seite 119).
Variieren Sie diese Gemüsepfan-
ne: Statt Quinoa können Sie auch
50 g Bulgur oder Dinkelnudeln
verwenden.

Quinoa, das »Gold der Inkas«

Bunte Spaghetti mit Gemüse

80 g Vollkornspaghetti • 50 g
Brechbohnen • $^1/_2$ Tomate • je $^1/_4$
rote und gelbe Paprika • 1 Frühlingszwiebel • 1 EL Gemüsemais •
$^1/_2$ grüne Chilischote • 1 TL Olivenöl • $^1/_4$ TL Korma Masala •
$^1/_2$ TL frische Oreganoblätter •
5–6 Basilikumblätter • Salz

1 Wasser für Spaghetti zum Kochen bringen. Bohnen, Paprika
und Frühlingszwiebel in Streifen
schneiden, Tomate würfeln, Chili
fein schneiden.
2 Spaghetti ins kochende Wasser
geben und al dente kochen.
Währenddessen Öl in einer Pfanne erhitzen, Chili kurz anbraten,
Bohnen, Tomatenwürfel und
3 EL Wasser zugeben und bei
mittlerer Hitze 5 Min. köcheln.
3 Mais, Paprika, Korma Masala
zugeben, 2 Min. weiter garen.
Frühlingszwiebel und Oreganoblätter untermischen, ab-
schmecken und warm halten.
4 Die Spaghetti durch ein Sieb
abgießen, kurz abtropfen lassen
und in der Pfanne mit dem
Gemüse durchschwenken. Mit
Basilikum garniert servieren.
Dazu passt Tomaten-Chutney
(Seite 119).
Variation: Verwenden Sie statt
Spaghetti Glasnudeln. Nach An-
leitung kochen, mit dem Gemüse
vermischen und mit Sojasprossen
anstelle von Basilikum garnieren.

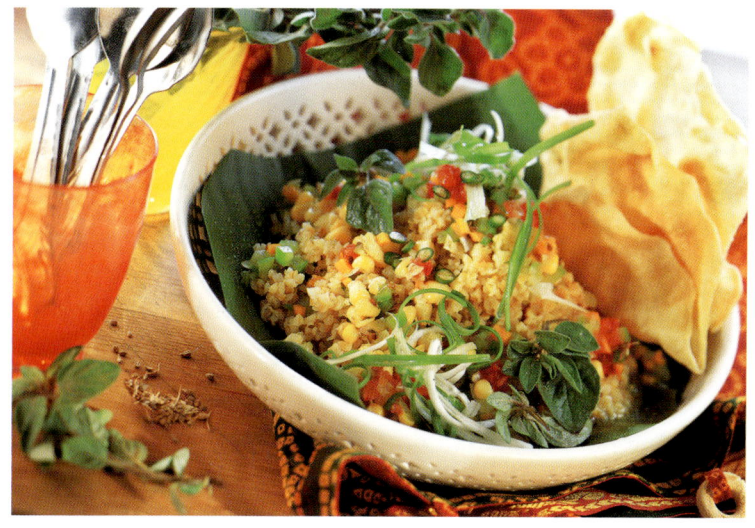

Es muss nicht immer Reis sein: Risotto aus Bulgur-Weizen.

Bulgur-Risotto

50 g Bulgur (geschroteter vorge-kochter Hartweizen) • 200 ml Wasser • 1 Msp. Kurkuma • Salz • $^1/_4$ kleine weiße Zwiebel • $^1/_2$ Karotte • $^1/_2$ grüne Paprika • $^1/_2$ Tomate • 1 Frühlingszwiebel • $^1/_4$ grüne Chilischote • 1 EL Gemüsemais • 1 EL Olivenöl • $^1/_4$ TL Anis • Salz • Pfeffer • 1 TL frischer Oregano

1 Wasser zum Kochen bringen, mit Kurkuma und etwas Salz 5 Min. kochen und zugedeckt bei schwacher Hitze weitere 5 Min. quellen lassen, warm halten.
2 Gemüse putzen, Zwiebel und Chilischote hacken, Karotte, Paprika und Tomate fein würfeln, Frühlingszwiebel in Streifen schneiden.
3 Öl erhitzen, Anis zugeben, Hit-ze zurückdrehen, Zwiebel und Chili zufügen und 3 Min. düns-ten. Alle Gemüse außer Früh-lingszwiebel sowie 4 EL Wasser hineingeben und zugedeckt wei-tere 3 Min. kochen.
4 Bulgur und Frühlingszwiebel untermischen, mit Salz und Pfef-fer abschmecken und mit Orega-noblättern garnieren.
Dazu passt Artischocken-Korian-der-Chutney (Seite 118).

TIPP!
Überbacken Sie das Bulgur-Risotto: Das fertig gekochte Gericht in eine leicht geölte Auflauf-form verteilen, mit 2 EL klein gehacktem Räu-chertofu belegen. 10 Min. auf der obersten Schiene bei 200 °C im Backofen überbacken. Dazu feurige Sauce (siehe Fenchelgericht auf Seite 103) servieren.

Dazu und zwischendurch

Salate

Rote Bete-Apfel-Salat

*2 kleine rote Bete • ¹/₂ Apfel, herb •
¹/₂ TL Tamari • 1 TL Ahornsirup •
1 TL Schnittlauch ¹/₂ TL Walnussöl • 1 TL Sonnenblumenkerne*
1 Rote Bete waschen, mit Wasser
aufsetzen und ca. 20 Min. kochen
(bzw. fertig gekochte verwenden).
2 Apfel und rote Bete reiben. In
einer Schüssel Tamari, Ahornsirup, Walnussöl und Schnittlauch
verrühren. Alles vorsichtig mischen und mit Sonnenblumen-
kernen garniert servieren.

Avocado-Sojasprossen-Salat

*¹/₂ reife Avocado • 50 g Sojaspros-
sen • ¹/₄ kleine weiße Zwiebel •
¹/₂ Knoblauchzehe • ¹/₂ Tomate •
¹/₄ rote Chilischote • 1 EL frische
Korianderblätter • Salz • evtl.
¹/₄ Blutorange*
1 Avocado schälen, würfeln und
mit Zitronensaft mischen. Zwiebel, Knoblauch, Chilischote und
Korianderblätter fein hacken, Tomate würfeln.
2 Die Sojasprossen zusammen
mit den anderen Zutaten vorsichtig mit der Avocado mischen, abschmecken und servieren. Evtl.

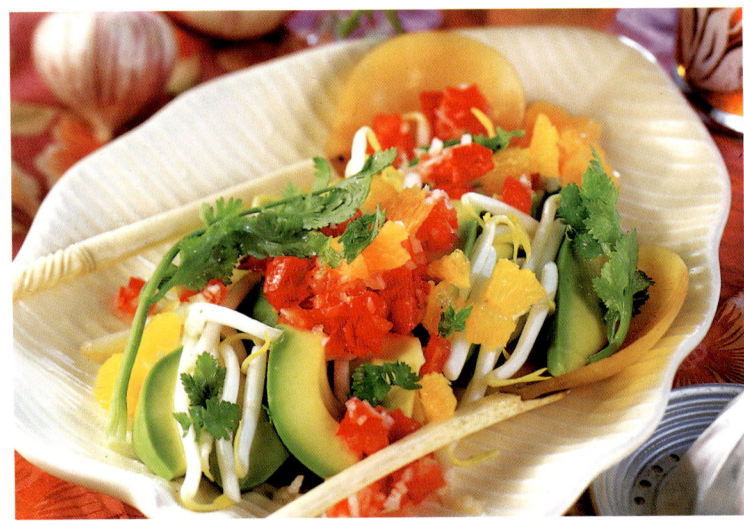

Der Avoca-
do-Soja-
sprossen-
Salat enthält
viele Nähr-
stoffe.

mit in Würfel geschnittener Blutorange garnieren.

Kachumber

Je ¹/₄ Karotte, Pastinake, Zucchini, Gurke, gelbe und rote Paprika • ¹/₂ Petersilienwurzel • 3 Radieschen • ¹/₂ Bund Rucola • 1 EL Reissirup • 1 TL Tamarindensaft • 1 EL Erdnüsse • 1 TL Kokosflocken • 1 EL Liebstöckel • Salz

1 Alle Gemüse waschen, putzen, gegebenenfalls schälen und in kleine Würfel schneiden. Rucola, Erdnüsse und Liebstöckel grob hacken.
2 Alle Zutaten in einer Schüssel mischen, abschmecken und 5 Min. durchziehen lassen. Im Frühjahr und Herbst kann man den Salat zusätzlich mit Dangher mischen.

Dangher – das ayurvedische Salatdressing

Backofen auf 180 °C vorheizen. 2 EL Linsen, ¹/₂ TL Chilipulver, 1 Msp. Asafoetida und 1 Msp. Kurkuma in einer kleinen backfesten Form 5 Min. bei Umluft rösten. Abkühlen und pulverig vermahlen. Für das Dressing 200 g Ziegenjoghurt mit 1 EL der Gewürzmischung sowie etwas Salz und durchgepresstem Knoblauch nach Wahl mischen und mit einem Schneebesen cremig rühren. Die Menge reicht für 1–2 Salatportionen aus.

Mung-Methi-Salat (Sprossensalat)

100 g Mungbohnensprossen • 50 g Bockshornkleesprossen • alternativ 150 g Sprossen-Mix • ¹/₂ kleine weiße Zwiebel • 4 Curryblätter • ¹/₂ grüne Chilischote • 2 Msp. Asafoetida • 2 TL Zitronensaft • 1 EL Kokosflocken • 1 El Koriandergrün • 1 TL Ghee • Salz

1 Sprossen mischen und beiseite stellen. Zwiebel und Chili fein hacken.
2 Ghee erhitzen, Zwiebel, Chili und Asafoetida 2 Min. lang anbraten und über die Sprossen geben. Restliche Zutaten zufügen und servieren.

Kombinieren Sie die Sprossen Ihrer Wahl

Tridosha-Salat

1 mittelgroße rote Bete • 1 säuerlicher Apfel (Boskop) • 1 Karotte • 1–2 TL Zitronensaft • Salz • 1 TL Ghee • je ¹/₄ TL Senfkörner und Ajwainsamen • 1 TL Bockshornkleeblätter • 3 Löwenzahnblätter

1 Rote Bete, Karotte und Apfel waschen, schälen, entkernen und grob reiben. In einer Schüssel mit Zitronensaft und Salz mischen.
2 Ghee in einer kleinen Pfanne erhitzen, Senfkörner, Ajwain und Bockshornkleeblätter darin 2 Sekunden anrösten und zu dem Salat geben. Untermischen und mit Löwenzahnblättern garnieren. Durchziehen lassen.

Chicoree mit Austernpilzen und Grapefruit

1 Chicoree • 4–5 Blätter Eichblatt-salat • 1 rosa Grapefruit • 50 g magerer Kräuterquark • 1/2 TL Ghee • 1 Msp. gemahlene Nelken • 1 TL Sojasauce • Salz

1 Die Grapefruit schälen, in Schnitze teilen und filetieren. Austernpilze waschen, mit Küchenpapier trocken tupfen. Den Chicoree waschen und einzelne Blätter trennen.

2 Ghee erhitzen, die Chicoree-blätter 2 Min. unter Wenden anbraten, mit Nelken, Sojasauce und Salz würzen. Herausnehmen und abkühlen lassen. In den Bratenfond die Austernpilze geben und 5 Min. unter Rühren bei mittlerer Hitze anbraten.

3 Die Salatblätter auf einem großen Teller anrichten, den Chicoree und Austernpilze darauf verteilen, Kräuterquark in die Mitte setzen und mit den Grapefruitfilets garnieren.

> **TIPP!**
> Am besten schmeckt frisch zubereiteter Kräuterquark! Man kann ihn aus Magerquark mit etwas Knoblauch und frischen, kleingehackten Kräutern nach Wahl (zum Beispiel Dill, Schnittlauch, Zitronenmelisse oder Basilikum), etwas Wasser und Salz schnell selbst herstellen.

Beilagen

Basmatireis

50 g Basmatireis • 500 ml Wasser • je 2 Stangen Nelken und Kardamom • 1 Msp. Kurkuma (nach Wahl) • 2 Lorbeerblätter • Meersalz

1 Den Reis gut waschen und im Sieb stehen lassen. Wasser zum Kochen bringen.

2 Reis und Gewürze ohne Salz zufügen. Bei mittlerer Hitze ohne Deckel 10 Min. kochen. Zwischendurch leicht umrühren. Am Ende der Kochzeit einige Körner probieren. Sie sollten »al dente« sein. 1 Prise Salz zufügen.

3 Durch ein feines Sieb abgießen. Mit etwas kühlem Wasser abschrecken.

Durch diese Zubereitungsweise speichert der Reis weniger Wasser, auch weil erst am Schluss Salz zugefügt wird. Die Gewürze neutralisieren die Kapha steigernde Wirkung.

So neutralisieren Sie die Kapha-Eigenschaften von Reis

Chapati (indisches Fladenbrot)

100 g Dinkelmehl, Type 1050 oder Weizenschrotmehl • 1/2 TL Öl • ca. 4 EL lauwarmes Wasser • 2 Msp. Salz • Mehl zum Ausrollen • 1 EL Ghee

1 Aus Mehl, Öl, Salz und Wasser einen geschmeidigen Teig herstel-

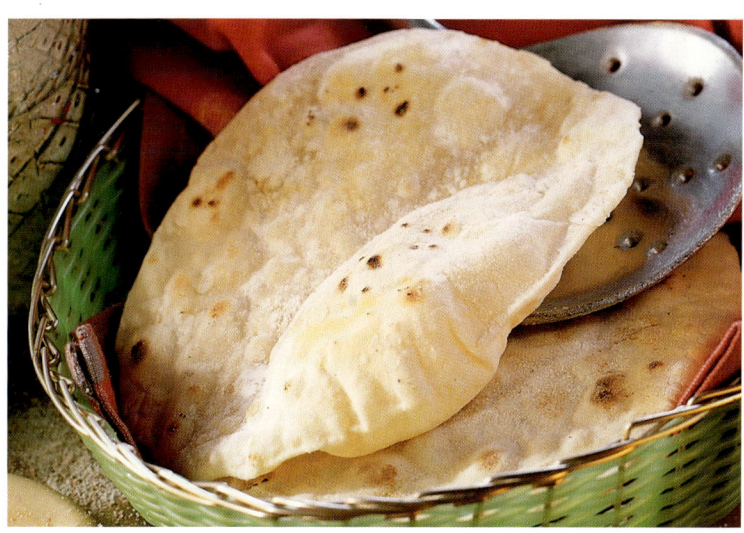

Chapati, das indische Fladenbrot, ist ballaststoffreich und eine gesunde Alternative zu Brot.

len und diesen 20 Min. zugedeckt ruhen lassen.

2 Den Teil nochmals kurz durchkneten, 4–5 Bällchen formen und rund höchstens 3–4 mm dick ausrollen. In einer heißen Pfanne von jeder Seite ca. 30 Sekunden trocken backen. Während des Backens den Rand mit einem Tuch oder Palette vorsichtig flach drücken. Dabei kann der Teig in der Mitte aufgehen.

3 Herausnehmen und mit ein paar Tropfen Ghee bepinseln. Zugedeckt warm halten.

Bombay Alu (gebackene Kartoffeln)

2–3 mittelgroße, festkochende Kartoffeln • 1 TL Sesamöl • $^1/_2$ TL Tamarindenpaste • $^1/_2$ TL Kapha-Churna • $^1/_4$ TL gemahlener Fenchel • Salz • $^1/_2$ TL Kümmel • 1 TL ungeschälter Sesam • 1 TL frische Petersilie

1 Die Kartoffeln in der Schale garen, abschrecken, pellen und je nach Größe der Länge nach vierteln oder sechsteln.

2 Den Backofen auf 200 °C Umluft vorheizen.

3 Alle Zutaten außer Petersilie in eine Schüssel geben, gut verrühren und die Kartoffeln darin 5 Min. marinieren.

4 Alles auf ein Backblech geben, ca. 10–15 Min. auf der mittleren Schiene backen, bis alles gut gebräunt ist. Eine kleine Schüssel Wasser auf den Backofenboden stellen, damit die Kartoffeln nicht austrocknen. Mit gehackter Petersilie garniert servieren.

Kürbis Raita

200 g Hokkaido-Kürbis • 100 ml Wasser • je 1 Msp. Kurkuma und Asafoetida • $^1/_2$ TL Senfkörner • 4 Pfefferkörner • $^1/_2$ TL Ghee • $^1/_4$ TL frisch geriebener Ingwer • 50 g Schafmilchjoghurt • $^1/_4$ TL Zitronensaft • $^1/_2$ TL fein geschnittenes Koriandergrün oder Rosmarin • Salz

1 Wasser zum Kochen bringen. Kürbis putzen und in ca. 1 cm große Stücke schneiden.

2 Kürbis, Kurkuma, Asafoetida und etwas Salz in das kochende Wasser geben und zugedeckt bei mittlerer Hitze ca. 5 Min. gar kochen.

3 Den Kürbis mit einem Kartoffelstampfer oder einer Gabel zerdrücken und auskühlen lassen.

Senf- und Pfefferkörner in einem Mörser zerstoßen.

4 Ghee in einer kleinen Pfanne erhitzen, Senf und Pfeffer bei mittlerer Hitze ca. 3 Min. anrösten (soll nicht verbrennen!) und zusammen mit Ingwer, Zitronensaft, Salz und Joghurt unter den Kürbis mischen. Koriandergrün bzw. Rosmarin zufügen und warm servieren.

Würzige Maispaste

100 g Gemüsemais • 1 TL Ghee • $^1/_4$ TL Kreuzkümmel • $^1/_4$ TL Senfkörner • je 1 Msp. Kurkuma, Nelkenpulver und Chilipulver • 1 TL Kokosflocken • Salz • 1 TL geschnittenes Koriandergrün oder Petersilie

1 Mais mit 2 EL Wasser mit einem Mixstab grob pürieren.

Der vielseitige Kürbis ist für die Entschlackung im Herbst bestens geeignet.

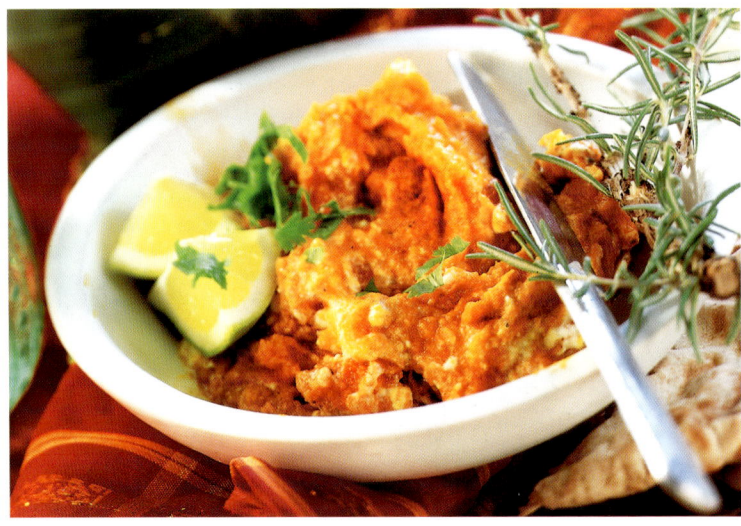

2 Ghee in einer kleinen Pfanne erhitzen. Kreuzkümmel und Senfkörner hineingeben, Hitze reduzieren und wenn die Körner platzen, die Maispaste zugeben. Restliche Gewürze und Kokosflocken zufügen und 2–3 Min. köcheln lassen.

3 Abschmecken und mit frischem Grün garnieren.
Die Maispaste eignet sich auch gut als Aufstrich zu Knäckebrot.

Pfirsich-Dip

2 Pfirsiche • 1 TL Zitronensaft • 1 TL Honig • $^1/_2$ TL Tandoori Masala • 50 ml Wasser • Salz • 2 Blätter frische Petersilie

1 Pfirsiche waschen und entkernen. Einen in größere Stücke zerteilen und in Wasser weich kochen, den anderen in kleine Würfelchen schneiden.

2 Die gekochte Pfirsichmasse etwas abkühlen lassen, danach Gewürze zugeben und gut pürieren. Die Pfirsichwürfelchen unterheben und mit Petersilie garniert servieren.

Auberginen-Aufstrich

100 ml Wasser • $^1/_2$ Aubergine gewürfelt • $^1/_2$ Kartoffel geschält und gewürfelt • 1 EL Jaggery • 1 TL Kapha-Churna • 1 TL Tandoori Masala • $^1/_2$ TL Amchur • Salz • 1 TL gehackte Petersilie

1 Wasser zum Kochen bringen. Die Auberginen, Kartoffeln und Jaggery zufügen. Zugedeckt 10–12 Min. lang kochen, bis das Gemüse gar ist. Danach die Hitze ausschalten.

2 Restliche Gewürze zumischen und pürieren. Abkühlen und mit Petersilie garnieren.

Chutneys und Pickles

Ingwer-Dattel-Pickles

1 EL frisch geriebener Ingwer • 2 getrocknete Datteln oder 1 EL Dattelpulver • 1 TL Limettensaft • 1 Msp. Salz • 1 TL Rapsöl • 2 EL Wasser

1 Datteln entsteinen und ganz fein hacken.

2 Gehackte Datteln zusammen mit den restlichen Zutaten mischen. Verzehren Sie diese Pickles als Beilage.
Ingwer-Dattel-Pickles eignen sich gut, um Kapha in der kalten Winterzeit zu senken.

Pickles, eine Kapha reduzierende Beilage

Erdnuss-Knoblauch-Chutney

100 g geröstete Erdnüsse • 3 Knoblauchzehen • 50 g Kokosflocken • $^1/_2$ frische rote Chilischote • 1 TL Jaggery • 1 TL ungeschälter Sesam • 1 TL Walnussöl • 3–4 EL Wasser • Salz

TIPP!

Erdnuss-Knoblauch-Chutney ist ideal als Beilage, um Kapha zu reduzieren und Agni zu steigern. Man benötigt höchstens ¹/₂ TL zu den Mahlzeiten. Mit Wasser verdünnt ist es auch ein guter Aufstrich.

1 Alle Zutaten in einen Mixer geben und zu einer dicken Paste pürieren.

2 In ein Glas umfüllen und kühl lagern.

Artischocken-Koriander-Chutney

1 große Artischocke • ¹/₂ Knoblauchzehe • 2 EL gehacktes Koriandergrün • ¹/₂ TL getrocknete Bockshornkleeblätter • 1 EL Magerquark

• 1 TL Olivenöl • Salz • 3 EL Artischockensud • 1 Scheibe einer unbehandelten Zitrone • ³/₄ l Wasser

1 In einem Topf Wasser erhitzen, mit Salz und Zitronenwasser würzen.

2 Die Artischocke putzen, Stiel abschneiden und in das Wasser setzen. Zugedeckt ca. 15 Min. kochen, bis die Blätter sich leicht lösen lassen. Herausnehmen und abkühlen lassen.

3 Die Artischockenblätter herauslösen, das Gras entfernen und den Boden von Stielende und harten Blätteransätzen befreien. Das Fruchtfleisch mit einem Messerrücken vom Stielansatz der Blätter schaben, den Boden klein schneiden und alles in einen Mixer geben.

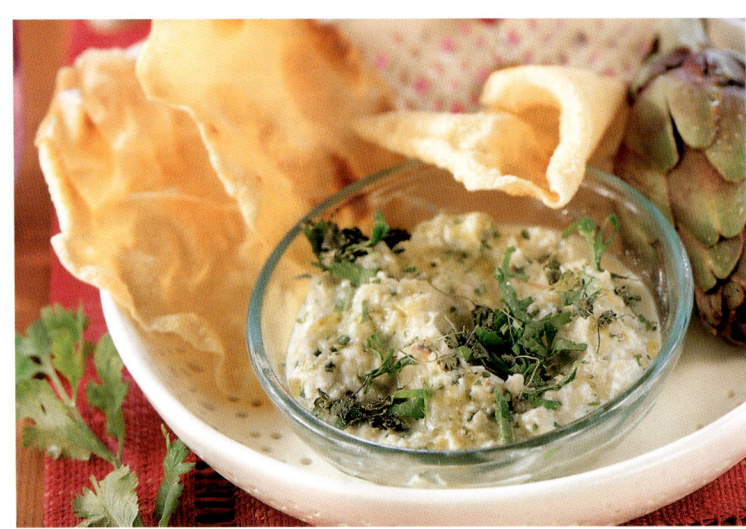

Arti-schocken-Koriander-Chutney entschlackt und kräftigt die Leber.

4 Gewürze, Quark und Olivenöl zufügen und mit 3 EL Artischockensud pürieren. Abschmecken und mit ein paar Korianderblättern garnieren.

Oliven-Petersilien-Chutney

7 große grüne Oliven • ¹/₂ Tasse gehackte Petersilie • 50 g Walnüsse • 1 EL Zitronensaft • ¹/₂ TL frisch geriebener Ingwer • 2 Msp. gemahlener Kreuzkümmel • 2 TL Olivenöl • Salz • Wasser

1 Die Oliven entsteinen.
2 Oliven mit allen Zutaten zusammen in einem Mixer pürieren. Mit Wasser die Konsistenz steuern, nicht zu flüssig! Verwenden Sie dieses Chutney als Dip für ayurvedische Tacos.

Das Dip für Tacos

Tomaten-Chutney

2 mittelgroße Tomaten • 1 TL Olivenöl • ¹/₂ TL Senfkörner • ¹/₂ frische grüne Chilischote • ¹/₂ TL frisch geriebener Ingwer • 4 Curryblätter • ¹/₂ TL Bockshornkleeblätter • 1 EL Kokoscreme oder 2 EL Kokosmilch • Salz • ¹/₂ TL Waldhonig

1 Tomate waschen und würfeln. Chilischote fein hacken.
2 In einer kleinen Pfanne Öl erhitzen, Senfkörner hineingeben, wenn sie platzen, Hitze zurückdrehen und Chili, Ingwer, Curryblätter zugeben und 1 Min.

weiter braten. Tomatenwürfel, Kokoscreme und Bockshornkleeblätter zufügen und 5 Min. köcheln.
3 In eine kleine Schüssel umfüllen, etwas abkühlen lassen, Honig einrühren und mit Salz abschmecken.

Tamarinde-Jaggery-Chutney

Tamarinde, walnussgroße Menge, entkernt • 50 Jaggery • ¹/₄ TL gemahlener Kreuzkümmel • 1 Msp. Asafoetida • ¹/₂ frische Chilischote • 1 TL Kichererbsenmehl • 100 ml heißes Wasser • Steinsalz

1 Alle Zutaten außer Kichererbsenmehl in einen kleinen Topf geben und 10 Min. einweichen, pürieren und bei mittlerer Hitze 5 Min. köcheln.
2 Das Kichererbsenmehl mit 1 EL Wasser klumpenfrei anrühren und mit einem Schneebesen in das Chutney rühren. Noch 1 Min. unter Rühren aufkochen, vom Herd nehmen und abkühlen lassen.

Apfel-Chutney

1 säuerlicher Apfel • 1 TL Ghee • je ¹/₂ TL Amchur, Zimt, Tandoori Masala, gemahlener Ingwer und Chili, Bockshornkleeblätter • Salz • frisches Grün zum Garnieren

1 Den Apfel waschen, entkernen und reiben.

2 Gewürze bei schwacher Hitze
1 Min. anrösten, den geriebenen
Apfel zugeben, 1 Min. erhitzen,
abschmecken und abkühlen lassen. Mit frischen Grün garnieren.

Desserts und Snacks

Basmati Khir (süß)

Wenn Sie auf das süße Dessert nicht verzichten wollen

2 EL Basmatireis • 2 getrocknete
Aprikosen • 1 TL Rosinen • 150 ml
Ziegenmilch • 100 ml Wasser •
1 Msp. gemahlener Kardamom •
2 Fäden Safran • 4 Tropfen Rosenwasser • 1–2 EL Ahornsirup • 1 EL
geröstete Mandelblätter
1 Reis waschen, Aprikosen klein
schneiden, Ziegenmilch und
Wasser zusammen erhitzen.
2 Den Reis, die Rosinen und
Aprikosen, Kardamom und Safran hineingeben und bei kleiner
Hitze 15 Min. köcheln lassen.
3 Rosenwasser und Ahornsirup
einrühren und mit Mandelblättern garniert servieren.

TIPP!
Wenn man die Safranfäden in einem Teelöffel
auf einer Herdplatte bei mittlerer Hitze ca.
10–15 Sekunden erhitzt, sofort ein paar Tropfen Wasser hineingibt und erst dann in die
Speisen gibt, verbessern sich Farbe und Aroma und die erwärmende Wirkung wird erhöht.

Gefüllte Feigen (süß)

4 getrocknete Feigen • 100 ml lauwarmes Wasser • 8 ganze geschälte
Mandeln • 1 Msp. Amchur • 1/4 TL
gemahlener Ingwer • 2 EL Waldhonig • 4 Blätter Zitronenmelisse
1 Feigen waschen und im Wasser
für mindestens 15 Min. gut einweichen.
2 Feigen aus dem Wasser nehmen (Wasser nicht wegschütten!). Feigen in der Mitte etwas
einschneiden und mit je 2 Mandeln füllen.
3 Waldhonig, Ingwer und Amchur in das Feigenwasser einrühren und die gefüllten Feigen
darin nochmals für mindestens
15 Min. marinieren. Die Feigen
mit Zitronenmelissen-Blättern
garniert servieren.

Modakam (gedämpfte Kokos-Bällchen, süß-scharf)

Teig: 50 g Dinkelmehl, Type 1050 •
1 1/2–2 EL Wasser • Salz
Füllung: 20 g Kokosflocken • 1 TL
Sultaninen • 1 TL ungeschälter Sesam • je 1 Msp. Nelken-, Zimt-
und Galgantpulver • 1/4 Chilischote
• 1 TL Birnendicksaft • 2 EL Wasser • Salz • 1/4 TL Ghee
1 Für den Teig das Mehl sieben
und mit Wasser und Salz zu einem geschmeidigen Teig kneten.
Zugedeckt für etwa 10 Min. ruhen lassen.

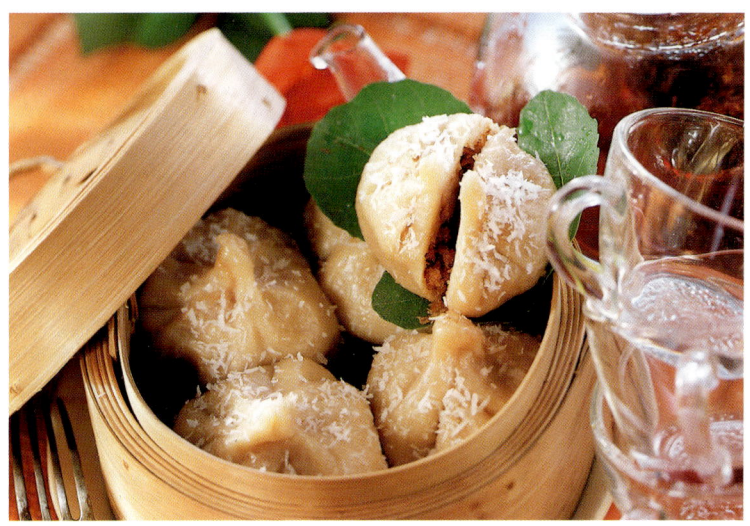

Modakam:
süß-scharfe
Über-
raschung.

2 Chilischoten und Sultaninen
fein hacken.
3 Kokosflocken in einer Pfanne
3–4 Min. unter Wenden rösten,
in eine Schüssel geben, restliche
Zutaten außer Ghee zugeben und
gut mischen.
4 In einem Topf mit Dämpfeinsatz ca. 3 cm Wasser zum Kochen
bringen.
5 Aus dem Teig 4–5 Bällchen formen und zu ca. 8 cm Durchmes-
ser ausrollen. 1–2 EL der Füllung
in die Mitte geben und die Rän-
der zu feigenförmigen Täschchen
zusammenbringen.
6 Den Dämpfeinsatz mit etwas
Ghee einfetten, die Knödel hin-
einsetzen und zugedeckt ca. 5
Min. dämpfen.
Dazu passt Avocado-Sojasprossen-Salat (Seite 112).

Kokos Ladus (Ayurvedische Raffaelos)

*4 EL Kokosflocken • 1 EL geriebe-
ner Jaggery • 2 EL Wasser •
1 TL Kokoscreme • 1 TL Ghee •
je 1 Msp. gemahlener Kardamom
und Muskat • 1/2 TL Tahin (gesal-
zenes Sesammus) • 1 TL fester Honig • 4 Tropfen Rosenwasser • flüssiger Honig und Kokosflocken zum
Wenden*
1 Die Kokosflocken in einer kleinen beschichteten Pfanne rösten,
bis sie leicht braun sind. Jaggery,
Wasser, Ghee und Kokoscreme
zugeben und kurz weiterrösten
und in einen Mixer geben.
2 Die Gewürze zugeben, etwas
abkühlen lassen, dann Tahin, Rosenwasser und Honig zugeben
und alles sehr fein mixen.

3 Aus der Masse walnussgroße Kugeln formen. Dabei zuerst gut in der Hand kneten, damit sie zusammenhalten.

Raffaelos **4** Die Kugeln vorsichtig durch flüssigen Honig rollen, in Kokosflocken wälzen und 20 Min. kühl stellen.

Kürbismus

250 g Hokkaido-Kürbis • 100 ml Wasser • je 1 Msp. Muskatnuss, Zimt und Kardamom • $1/4$ TL frisch geriebener Ingwer • 1 EL Waldhonig • 1 TL geröstete Mandelblättchen • 2 Blätter Zitronenmelisse • Salz

1 Wasser zum Kochen bringen. Den Kürbis waschen, in kleine Stücke schneiden und zugedeckt 15 Min. weich kochen. Vom Feuer nehmen, mit einem Mixstab pürieren, die Gewürze hinzufügen und etwas abkühlen lassen.
2 Honig einrühren, mit Salz abschmecken, mit Mandelblättern und Zitronenmelisse garnieren. Lauwarm genießen.

Papaya Dilruba

1 mittelgroße, reife Papaya • 1 TL Pinienkerne • 1 TL Zitronensaft • 1 TL Waldhonig • 1 EL Alfalfasprossen • 1 TL frische Korianderblätter • 2 Sauerkirschen

1 Papaya längs halbieren, Kerne entfernen. Eine Hälfte schälen, in kleine Würfel schneiden und diese mit Honig, Zitronensaft, Pinienkernen und gewaschenen Korianderblättern mischen.
2 Alles in die andere Papayahälfte füllen und mit Alfalfa und Kirschen garnieren.

> **TIPP!**
> Bei träger Verdauung oder Verstopfung ein bis zwei Esslöffel der Papayakerne essen. Seien Sie aber vorsichtig, denn ein Zuviel der Papayakerne kann wiederum Durchfall verursachen!

Ambaamalai (Mango-Creme)

100 g Ziegenmilchjoghurt • 1 reife Mango in kleinen Stücken • 1 EL alter Honig • 3 Tropfen Rosenwasser • 2 Fäden Safran • 1 TL geröstete Mandelblättchen

1 Alle Zutaten außer Safran und Mandelblättchen mit einem Mixer glatt rühren.
2 Safran auf einen Löffel geben, mit einigen Tropfen heißem Wasser auflösen. 5 Min. warten und über die Creme geben. Mit Mandelblättchen garnieren.

Chiwda (Crunchy)

250 g ungezuckerte Cornflakes • 2 TL Ghee • je $1/2$ TL Kreuzkümmel und Senfkörner • 6 Curryblätter • 2 EL Tridosha-Curry • 1 TL Amchur • 2 Msp. Asafoetida •

50 g Cashewnüsse • 8 getrocknete Aprikosen, klein geschnitten • 4 EL Kokosflocken • Salz • 1 EL getrocknete Petersilie

1 Ghee erhitzen, Kreuzkümmel und Senfkörner hineingeben, rösten, bis sie platzen, Hitze reduzieren und Curryblätter, Tridosha-Curry, Amchur, Asafoetida, Cashews sowie Aprikosenstückchen zufügen. 1 Min. leicht rührend weiter rösten.

2 Die Kokosflocken zugeben, eine weitere Minute anrösten, Cornflakes und Petersilie vorsichtig untermischen. Die Hitze ausschalten, abkühlen lassen und alles nochmals vorsichtig vermischen, damit die Gewürze gut verteilt sind.
In einem gut schließenden Gefäß aufbewahren.

Kharipuri (Ayurvedische Tacos)

5 EL Chapati- oder anderes Schrotmehl • $^1/_2$ TL zerstoßene Pfefferkörner • $^1/_2$ TL Ajwain • 1 Msp. Asafoetida • $^1/_2$ TL Bockshornkleeblätter • ca. 4 EL Wasser • Salz

1 Alle Zutaten mit 2 EL Wasser zu einem mittelfesten Teig kneten. Ist er zu fest, noch etwas Wasser zufügen. 5 Min. ruhen lassen.

2 Backofen auf 180 °C Umluft vorheizen.

3 Den Teig dünn ausrollen, kleine Karos (ca. 2 cm) ausschneiden, auf ein Backblech mit Backpapier legen und 8–10 Min. backen.

4 Abkühlen lassen und mit einem Chutney knuspern.

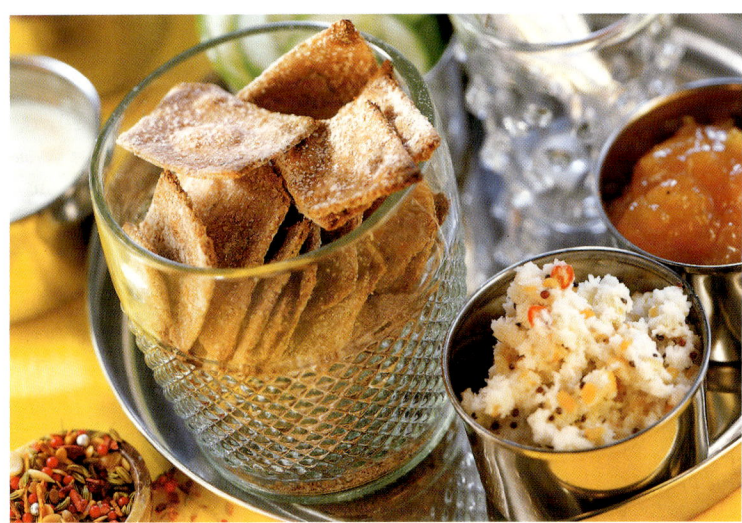

Knabbern erlaubt: Kharipuri, die ayurvedischen Tacos.

Zum Nachschlagen

Bücher, die weiterhelfen

Chopra, D.: *Ayurveda. Der Weg zum gesunden Leben.* Ullstein Taschenbuchverlag, München.

Frawley, D.: *Vom Geist des Ayurveda.* Windpferd-Verlagsgesellschaft, Aitrang.

Morningstar, A.: *Gesund mit der Ayurveda Heilküche.* Windpferd-Verlagsgesellschaft, Aitrang.

Ranade, S.: *Ayurveda – Wesen und Methodik.* Haug-Verlag, Heidelberg.

Bücher aus dem Gräfe und Unzer Verlag, München
Bielefeld, J.: *Der Gewürz-Kompass.*
Bohlmann, F.: *Essen als Medizin.*
Schinharl, C.: *Indien.*
Schutt, K.: *Ayurveda. Sich jung fühlen ein Leben lang.*
Trökes, A.: *Das große Yogabuch.*
Trökes, A.: *Power durch Yoga.*
Trökes, A.: *Yoga für Rücken, Schulter und Nacken.*
Waesse, H.: *Yoga für Anfänger.*
Wagner, F.: *Reflexzonen-Massage.*

Adressen, die weiterhelfen

Deutsche Gesellschaft für Ayurveda e.V.
Wildbadstraße 201
56841 Traben-Trarbach

Euroved – Gesellschaft zur Verbreitung internationaler Heilweisen
Dr. Karin Gramminger
Allgemeinmedizin und Ayurveda
Hinter der Mühle 8
56637 Plaidt

Habichtswald Klinik Ayurveda
Wigandstraße 1
34131 Kassel-Wilhelmshöhe

Österreichische Gesellschaft für Ayurvedische Medizin
Bibergasse 11/2
A-1010 Wien

Sidha Corporation AG
Waldhaus
CH-6377 Seelisberg
E-Mail: info@ayur-veda.ch
Internet: www.ayur-veda.ch

Ayurveda-Versandhandel

Aashwamedh Ayurvedische Produkte
Gayatri Puranik
Hardtstraße 42
69124 Heidelberg
E-Mail: aashwamedh@t-online.de

Ayurveda-Fachversand
Barbara Barres
Waldschulstraße 30
63633 Birstein

Klosterhof-Versand
Lothar Herweg
Dalheimer Klosterhof
41844 Wegberg

Lakshmi-Versand
Katharina von Nagy
Rudolf-Hausner Straße 4/1
74653 Künzelsau

Laxmi Foods & Services
Nicky Sitaram Sabnis
Gabriele Kühn-Sabnis
Hochriesstraße 4
83253 Rimsting
E-Mail: gabnic.laxmi@t-online.de
Internet: www.laxmifoods.de

Sachregister

A

Abendessen 76
–, Rezepte 107–111
Abnehmen, 10 goldene Regeln 79
–, Vorbereitung 44–51
Agni 20–21, 45
Agnisara Kriya 63
Ajwain 82
Ama 21, 45
Amchur 82
Anis 82
Asafoetida 82
Asanas 58–68
Atemübungen (Pranayama) 68–70
Äther 9
Ausgleich 19, 31, 38
Ayurveda, Ernährung 26–31
–, Grundlagen 8–14

B

Balance 19
Baumstellung 59
Beilagen 114–117
Bewegung 54–55
Bioenergien (Doshas) 11–14
Bockshornkleesamen 82
Butterfett (Ghee) 86

C

Chapati 114–117
Chili 82
Churnas (Gewürzmischungen) 84–85
Chutneys 117–120
Curryblätter 82

D

Depression 24
Desserts 120–123
Doshas 11–14
–, Ausgleich 19, 31, 38
–, Jahreszeiten 77
–, Sinnesorgane 73
–, Tageszeiten 75
Drehsitz 65

E

Elemente 9
Entschlackung 48–51
Entschlackungsprogramm 50–51
Entschlackungswoche, Rezepte 87–89
Erde 9
Ernährung, allgemeine Grundsätze 34–36
–, ayurvedische 26–31
–, bei Übergewicht 37–38
–, Jahreszeit 37, 77
–, Nahrungsmittelmenge 35
–, Tageszeit 37
Ernährungsgewohnheiten, falsche 22–23, 44

F

Farben 74
Fasten 48
Fenchelsamen 82
Feuer 9
Fischgerichte 106
Fleischgerichte 104–106
Frühling 77
Frühstück 76
–, Rezepte 92–94
Fußmassage 57

G

Gemüsegerichte 95–103
Gerüche 73
Geschmacksrichtungen 26–30, 38
Gesundheitstraining 54–72
Getränke, täglicher Bedarf 36
–, zum Abnehmen 90–91
Gewürze 37–38, 82–85
Gewürzmischungen 84–85
Ghee 86
Guggul 74

H

Heißhunger 44
Heißwasser-Trinkkur 46, 90
Herbst 78
Hungergefühl 44

I

Ingwer 82
Ingwerwasser 46, 90

J

Jaggery 83
Jahreszeiten 37, 77
–, Getränke 91

K

Kapha 14
Kapha-Churna 84
Kapha-Störung, Übergewicht 23–24
Kapha-Typ, erlaubte Nahrungsmittel 39
Kardamom 83
Katze 64
Knoblauch 83
Kobra 63–64

Konstitutionstest 17–18
Konstitutionstyp 15–16
Koriander 83
Körperpflege 75
Kraftatmung 69
Kräuter 30
Kreuzkümmel 83
Krokodil 66
Kurkuma 83

L
Lebensenergien (Doshas) 11–14
Lichtmeditation 72
Limpani 46
Luft 9

M
Mantren 71
Massage 55–57
Meditation 71–72
Milchprodukte 24–25
Mittagessen 76
–, Rezepte 95–106
Morgenhygiene 75
Morgenritual 75–76
Musik 74

N
Nahrungsmittel, Auswahl 26, 49
–, Kapha-Typ 39
–, Pitta-Kapha-Typ 43
–, Pitta-Typ 41
–, rohe 35
–, Vata-Kapha-Typ 42
–, Vata-Typ 40
–, Zubereitungsweise 34–36
Nelken 83

P
Panch Puren 85
Panhee 90
Pappadam 89
Pfeffer 83
Phodni 85
Pickles 117
Pitta 13
Pitta-Kapha-Typ, erlaubte Nahrungsmittel 43
Pitta-Störung, Übergewicht 25
Pitta-Typ, erlaubte Nahrungsmittel 41
Pranayama 68–70

R
Räucherstäbchen 74
Rezepte, ayurvedische 87–123
–, entschlackende 87–89
Rhythmen 75–78

S
Safran 83
Salate 112–114
Salz 28
Sauna 55
Schlaf 76
Schulterbrücke 65–66
Schwitzen 55
Senfkörner 83
Sinneswahrnehmungen 73–74
Snacks 120–123
SO-HAM-Atmung 68–69
Sommer 77
Sommertee 91
Sonnengruß 61–62
Sport 55
Stress 15, 17
Süßigkeiten 27–28

T
Tageszeiten 37, 75
Tamarinde 83
Tee 90–91
Tiefenentspannung 67–68
Tofugerichte 97–98, 100, 108
Tridosha-Curry 84
Trikatu 85
Trinken 36, 46
Triphala-Churna 85
Trockenmassage 56

U
Übergewicht, Ursachen 22–25

V
Vata 12
Vata-Kapha-Typ, erlaubte Nahrungsmittel 42
Vata-Störung, Übergewicht 25
Vata-Typ, erlaubte Nahrungsmittel 40
Verdauung 20–21
–, Stärkung 45, 47–48
Vorwärtsbeugung im Stand 60

W
Wasser 9
Wechselatmung 69–70
Winter 78
Wintertee 91
Wohlfühlgewicht 22

Y
Yogaübungen 58–72

Z
Zeitrhythmus 75–78
Zimt 83

Rezeptregister

Zum Entschlacken
Gedünstetes Apfelkompott 89
Gemüsesuppe 88
Kichadi 89
Kompott von Trockenobst 89
Manda-Suppe 87
Papaddam 89
Peya 87
Reissuppe 87
Villepy-Suppe 88

Zum Frühstück
Dinkelkhir 92
Dosai 92
Gedünstete Apfelringe mit
  Sprossen 94
Gemüse Upma 92
Pikantes Hirsemüsli 94
Pohe mit Auberginen 94
Polenta Shira 93

Zum Mittagessen
Bhurgi 101
Bohnen-Paprika Subzi 98
Brokkoli-Kichererbsen-
  Gratin 96
Dal 95
Fenchel in feuriger Sauce 103
Gebackene Okraschoten 99
Gebackene Sellerieschnitzel
  102
Gemüse in Curry-Pesto 95
Girgaumi 100
Lammhackfleischbällchen mit
  Sesam 105
Mung Pola 99

Obst-Paprika-Pfanne 102
Palak-Tofu Masala 97
Pikante Putenstreifen mit
  Chicoree und Kokos 105
Shahi Kofta Masala 105
Shrimps Biryani 106
Spargel-Karotten-Gericht 103
Sprossengemüse in Tomaten-
  Rosenkohl-Ragout 100
Tandoori-Kaninchen auf
  Mangold 104
Tofu in Safransauce mit Kar-
  toffelpüree 100
Usal 100
Weißkohl-Brokkoli-Gericht 96
Zanderfilet in pikanter Kori-
  andersauce 106

Zum Abendessen
Apfel-Curry-Suppe 107
Bulgur-Risotto 111
Bunte Spaghetti mit Gemüse
  110
Gefüllte Zucchinischiffchen
  108
Kürbis Subzi 109
Kürbissuppe 108
Masoor Sal 107
Quinoa-Gemüsepfanne 110
Rettich-Tahin-Suppe 108
Suppe aus roten Linsen 107

Beilagen
Apfel-Chutney 119
Artischocken-Koriander-
  Chutney 118
Auberginen-Aufstrich 117
Avocado-Sojasprossen-Salat
  112

Basmatireis 114
Bombay Alu 115
Chapati 114
Chicoree mit Austernpilzen
  und Grapefruit 114
Erdnuss-Knoblauch-Chutney
  117
Fladenbrot 114
Ingwer-Dattel-Pickles 117
Kachumber 113
Kürbis Raita 116
Mung-Methi-Salat 113
Oliven-Petersilien-Chutney
  119
Pfirsich-Dip 117
Rote Bete-Apfel-Salat 112
Sprossensalat 113
Tamarinde-Jaggery-Chutney
  119
Tomaten-Chutney 119
Tridosha-Salat 113
Würzige Maispaste 116

Desserts
Ambaamalai 122
Ayurvedische Raffaelos 121
Ayurvedische Tacos 123
Basmati Khir 120
Chiwda 122
Crunchy 122
Gedämpfte Kokos-Bällchen,
  süß-scharf 120
Gefüllte Feigen 120
Kharipuri 123
Kokos Ladus 121
Kürbismus 122
Mango-Creme 122
Modakam 120
Papaya Dilruba 122

Impressum

Redaktionsleitung
Doris Birk
Redaktion
Barbara Fellenberg
Lektorat
Ursula Illig
Bildredaktion
Christine Majcen-Kohl

Illustrationen
Medical Art Service, München
Foodfotografie
Studio L'EVEQUE
Harry Bischof, München
Foodstyling
Tanja Major, München
Weitere Fotos
GU-Archiv Seite 35, 38, 40–43, 46, 73, 90 (Studio Schmitz), 36, 52/53, 59–68, 70 (A. Hosch), 57 + Titelfoto (M. Jahreiß), 56 (M. Leis)
Bildagentur Huber Seite 4
Image Bank Seite 12 (C. Kohen), 13 (B. Erlanson), 74 (R. Alvarez), 78 (H. Wolf)
Jump Seite 16, 23, 24, 44, 69, 72, U4 (K. Vey), 29, 30 (A. Falck), 50 (L. Lenz)
Mauritius Seite 14 (Benelux Press)
Photonica Seite 6/7 (B. Schmid), 25 (K. Saito)
Hans Reinhard Seite 83
Stock Food Seite 39 (M. Brauner)
The Stock Market Seite 19 (D. Mason)

Umschlaggestaltung
independent Medien-Design
Innenlayout
Heinz Kraxenberger
Herstellung
Petra Roth
Satz
Johannes Kojer, München
Lithos
Repro Ludwig, Zell am See
Druck
Appl, Wemding
Bindung
Sellier, Freising

ISBN: 3-7742-4788-9

Auflage	4.	3.	2.	1.
Jahr	2005	04	03	02

Umwelthinweis
Dieses Buch wurde auf chlorfrei gebleichtem Papier gedruckt. Um Rohstoffe zu sparen, haben wir auf Folienverpackung verzichtet.

Wichtiger Hinweis

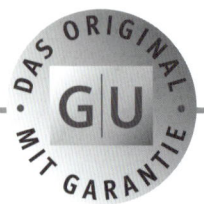

Das Original mit Garantie